LEÇONS ÉLÉMENTAIRES

D'HYGIÈNE.

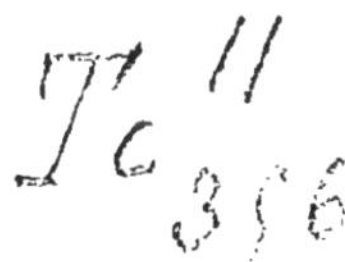

On trouve à la même librairie :

Traité d'Hygiène, par *M. Hector George,* docteur médecin à Paris; 1 vol. in-12.

Cours de Législation civile, commerciale et industrielle, par *M. Ysabeau,* ancien professeur; 1 vol. in-12.

Cours d'Économie rurale, industrielle et commerciale, par *M. Ysabeau,* ancien professeur; 1 vol. in-12.

Notions de Physique applicables aux usages de la vie, à l'agriculture et à l'industrie, par *M. Honoré Regodt,* ancien professeur à l'association philotechnique de Paris : 13e édition; 1 vol. in-12, *avec* 178 *gravures dans le texte.*

Notions de Chimie applicables aux usages de la vie, à l'agriculture et à l'industrie, par *M. Honoré Regodt*, ancien professeur à l'association philotechnique : 12e édition; 1 vol. in-12, *avec* 42 *gravures dans le texte.*

Notions d'Histoire Naturelle applicables aux usages de la vie, à l'agriculture et à l'industrie, par *M. Henri Regodt,* ancien professeur; 1 vol. in-12, *avec* 112 *gravures dans le texte.*

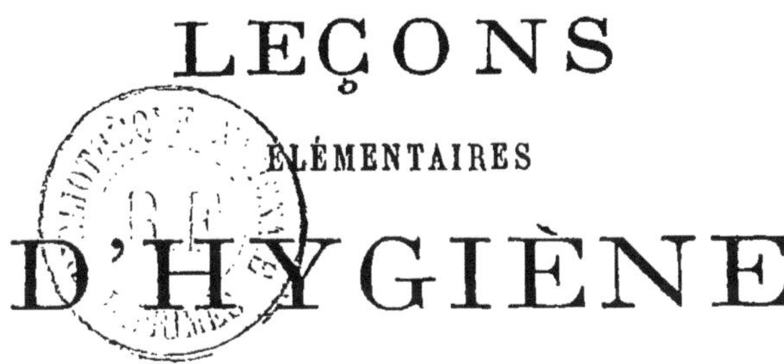

LEÇONS ÉLÉMENTAIRES D'HYGIÈNE

RÉDIGÉES

D'APRÈS LE PROGRAMME OFFICIEL DE L'ACADÉMIE DE MÉDECINE
POUR L'ENSEIGNEMENT DES LYCÉES ET DES ÉCOLES NORMALES

Par M. Hector GEORGE

Docteur en médecine, Licencié ès sciences naturelle
Préparateur du Cours de zoologie à la Faculté des sciences de Paris
Professeur d'histoire naturelle et d'hygiène
à l'Association polytechnique et à l'École municipale supérieure Lavoisier
Membre de la Société d'Anthropologie et de l'Association scientifique de France
ancien Élève de l'École pratique des hautes études.

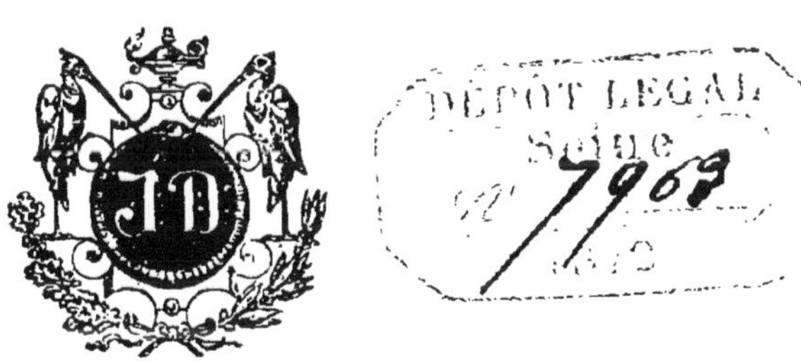

PARIS.

IMPRIMERIE ET LIBRAIRIE CLASSIQUES

De JULES DELALAIN et FILS

RUE DES ÉCOLES, VIS-A-VIS DE LA SORBONNE.

M DCCC LXXII.

AVANT-PROPOS.

L'hygiène est une science éminemment utile à tout le monde, puisqu'elle enseigne tout ce qui a rapport au développement du corps et à la conservation de la santé par une conduite sagement réglée de la vie. Aussi est-elle entrée peu à peu dans les programmes d'éducation de la jeunesse. Sans parler des écoles de médecine, où cet enseignement a sa place marquée naturellement, l'hygiène fait partie depuis longtemps de l'instruction primaire. Elle est enseignée dans les écoles normales primaires, dans les cours faits aux ouvriers par les associations polytechnique et philotechnique, dans les écoles municipales supérieures, dans l'enseignement secondaire spécial, et jusque dans l'enseignement supérieur des jeunes filles. Les établissements universitaires d'enseignement secondaire étaient seuls en retard dans ce mouvement général. Aujourd'hui cette lacune est comblée.

Le ministre de l'instruction publique, M. Jules Simon, par un arrêté en date du 6 mai 1872, a établi l'enseignement de l'hygiène dans tous les lycées. Cet enseignement se compose de six leçons placées à la fin des études. « Ces leçons suffiront, dit M. le ministre, pour faire comprendre aux élèves que la santé et la force dépendent en grande partie de la nourriture, du vêtement, de l'habitation et du règlement de vie. » Les élèves de philosophie et de mathématiques spéciales sont astreints à suivre ces leçons, dont le programme a été rédigé, sur la demande du ministre, par l'académie de médecine. Une autre circulaire, en date du 4 mai, a rendu ce programme également applicable à l'enseignement des écoles normales primaires.

Dans une circulaire du 27 septembre 1872, M. le ministre insiste de nouveau sur l'importance de cet enseignement : « L'hygiène, dit-il, est mal connue et mal pratiquée en France. Cependant, un exercice réglé, des vêtements bien choisis et habilement modifiés suivant les climats et les saisons, une grande propreté sur la personne et dans les habitations, une nourriture appropriée au tempérament, à l'âge, aux occupations, une bonne orientation et une bonne ventilation de la maison, peuvent donner à la race une force et une santé toutes nouvelles. Six leçons ne feront pas de nos enfants de savants médecins : elles suffiront pour les avertir. »

C'est d'après le programme officiel suivi pas à pas que ce livre a été rédigé. Il a soigneusement été mis au courant de la science; il contient le résultat des communications les plus récentes faites à l'académie des sciences; et rien n'a été négligé pour le rendre aussi complet et aussi clair que possible dans les limites du programme universitaire[1]

1. Nous renvoyons pour des détails plus étendus à notre *Traité d'Hygiène,* dont celui-ci n'est que le résumé.

PROGRAMME OFFICIEL

DE L'ENSEIGNEMENT DE L'HYGIÈNE [1].

(Les chiffres entre parenthèses renvoient aux pages.)

PREMIÈRE LEÇON.

De l'hygiène; son but, ses moyens (1). — Des agents atmosphériques au point de vue de leur influence sur la santé : air (3), lumière (5), chaleur (7), électricité (14), sécheresse, humidité (13), vents (8). — Altérations principales de l'air (16). Climats (7). Endémies, épidémies (18).

DEUXIÈME LEÇON.

Des habitations (23) : sol (23), exposition (24), ventilation (27), chauffage (30), éclairage (36), propreté (36). — Causes d'insalubrité (42). — Vêtements : modifications selon les âges, les saisons, les climats, le temps (44). — Soins du corps (47) ; cosmétiques (48); bains de propreté en général (50).

TROISIÈME LEÇON.

Aliments : nature et qualités des divers aliments (51). Leur appropriation aux âges (62), aux tempéraments (62), aux professions (63), aux climats (64). — Conditions d'une bonne digestion (65). — Conserves alimentaires (67). — Altérations et falsifications des aliments (71). — Régime alimentaire (77).

1. Voir à la fin du volume la Table alphabétique des Matières.

QUATRIÈME LEÇON.

CINQUIÈME LEÇON.

SIXIÈME LEÇON.

LEÇONS D'HYGIÈNE.

PREMIÈRE LEÇON.

De l'hygiène; son but, ses moyens. — Des agents atmosphériques au point de vue de leur influence sur la santé (air, lumière, chaleur, électricité, sécheresse, humidité, vents). — Altérations principales de l'air. Climats. Endémies, épidémies.

De l'hygiène; son but, ses moyens. — L'hygiène est l'art de conserver et d'améliorer la santé. Tout le monde sait que la santé est le premier des biens, et que sans celui-là tous les autres sont de peu de prix. Mais si la santé est nécessaire même à ceux que la fortune a favorisés, elle est indispensable à tous ceux qui vivent de leur travail, et dont c'est la première richesse.

Pour conserver la santé, il faut éviter les causes de maladies, et se fortifier quand on est faible, car plus on est robuste, mieux on résiste aux causes de maladies. C'est ce que l'hygiène enseigne; et celui qui veut et qui peut en observer tous les préceptes évitera la plupart des maladies.

Les notions d'hygiène, répandues tous les jours davantage, ont déjà porté leurs fruits. Depuis le commencement de ce siècle, la moyenne de la durée de la vie humaine a augmenté de sept années, et de 33 ans elle est arrivée à 40 ans. La santé générale s'est aussi améliorée; on sait mieux se soigner, et une foule de maladies disparaissent ou s'amoindrissent, qui étaient dues à l'ignorance des règles de l'hygiène.

La médecine doit rester le privilége des médecins; mais l'hygiène doit être connue de tous. C'est ce que l'on a compris en faisant entrer l'hygiène dans les programmes de l'enseignement public.

L'hygiène n'est réellement que l'application de plusieurs autres sciences à ce but unique : la conservation et le perfectionnement de la santé. Elle emprunte à la physique l'étude de la chaleur, de la lumière, de l'électricité; à la chimie, l'étude de l'air, de l'eau, des aliments, des boissons; à l'histoire naturelle, l'étude des aliments; à l'anatomie et à la physiologie, l'étude des organes et des fonctions du corps humain; à la pathologie, l'étude des désordres occasionnés par les mauvaises conditions hygiéniques, etc. Mais ce qui lui appartient en propre, ce sont les conséquences qu'elle tire de toutes ces notions, et les règles hygiéniques par lesquelles elle résume toutes ces études.

On divise l'hygiène en plusieurs parties comprenant les principaux sujets à étudier. La division la plus généralement adoptée est la suivante, qui a d'ailleurs servi de guide dans la rédaction du programme de ces leçons : 1° *Circumfusa*, ou substances répandues autour de nous ou agents atmosphériques (air, chaleur, etc.); 2° *Applicata*, ou substances appliquées sur la peau (vêtements, bains, et par extension, habitations); 3° *Ingesta*, ou substances ingérées dans le corps (aliments et boissons); 4° *Percepta*, ou facultés intellectuelles et organes des sens; 5° *Gesta*, ou exercices musculaires.

Agents atmosphériques. — On nomme *agents atmosphériques* les substances répandues dans l'atmosphère, soit impondérables, comme la *lumière*, la *chaleur*, l'*électricité*, soit pondérables, comme l'*air*. Les *vents*, la *sécheresse*, l'*humidité*, ne sont que des états particuliers de l'air, suivant qu'il est en mouvement ou suivant la quantité d'eau qu'il contient.

Air. — L'air est ce qu'il y a de plus nécessaire à la vie, puisque la respiration, qui ne peut s'effectuer qu'avec le concours de l'air, ne saurait s'arrêter quelques instants sans que la mort s'ensuive.

Dans l'acte de la respiration, l'air agit par la nature de sa composition. Mais, comme c'est un corps pesant, il agit aussi sur les êtres vivants par sa pression, dont il est bon de dire d'abord quelques mots.

La pression atmosphérique, sur toute la surface du corps d'un homme de taille ordinaire, s'élève au chiffre de 15,000 kilogrammes environ. Cette pression, que nous ne sentons pas, maintient l'homme en équilibre, permet l'exercice musculaire, facilite la pénétration de l'air dans les poumons et favorise la circulation du sang dans la tête.

A mesure qu'on s'élève dans les airs à une assez grande hauteur, soit sur les montagnes, soit surtout en ballon, il arrive divers accidents fort remarquables, dus à la diminution de la pression atmosphérique[1]. La respiration devient difficile, la circulation du sang s'accélère et donne de violentes palpitations. Le sang s'échappe par le nez, par les poumons, par les yeux, par les oreilles. La tête devient lourde; on est pris de vertiges.

On doit donc défendre le séjour des montagnes à toutes les personnes ayant une maladie des poumons, du cœur ou du cerveau. En revanche, l'habitation des vallées convient merveilleusement dans tous ces cas. Une observation qui vient à l'appui de ces remarques, c'est qu'à la cime des Vosges les inflammations de la tête, des yeux et de la gorge ne peuvent guérir que difficilement; aussi fait-on descendre ces malades chez leurs parents ou amis, au pied de la montagne, où ils recouvrent facilement la santé.

D'ailleurs, même sans changer de résidence, on éprouve

1. M. Paul Bert a démontré récemment (*Académie des sciences, juin-juillet* 1872) que ces accidents sont dus à la diminution de la quantité d'oxygène contenue dans l'air raréfié des hautes régions atmosphériques.

souvent les effets de la diminution de la pression atmosphérique, provenant de la raréfaction de l'air. L'abaissement de la colonne mercurielle qui, dans le baromètre, fait équilibre à la pression atmosphérique accuse cette diminution de pression qui se produit à mesure qu'on s'élève en l'air, mais qui se produit aussi à un même niveau, suivant l'état de l'atmosphère. Le malaise qu'on éprouve alors est bien connu de tout le monde. On trouve, suivant l'expression consacrée, le *temps lourd,* et cette sensation provient cependant de ce que l'air ne pèse plus aussi fortement sur toute la surface de notre corps.

Mais l'air agit surtout sur l'homme par sa composition. Il est tantôt pur, tantôt altéré, et son altération a des effets nuisibles dont il sera question plus loin.

L'air pur est composé de 21 parties d'oxygène et de 79 parties d'azote. Toute autre substance contenue dans l'air altère sa pureté. L'air pur agit dans la respiration par son oxygène, qui filtre dans le sang à travers le poumon, revivifie le sang, et le rend de nouveau propre à nourrir les organes.

L'air est plus pur à la campagne que dans les villes. On a attribué cette pureté de l'air des campagnes à la présence de l'ozone (oxygène électrisé ou à l'état naissant), qui est fourni en grande quantité par la végétation (prairies vertes, feuilles des arbres, forêts). On sait en effet que les végétaux, dans leur respiration, dégagent de l'oxygène et absorbent de l'acide carbonique.

Dans les villes, la respiration de tous les êtres vivants entassés, le chauffage, l'éclairage, les cheminées, les usines, etc., versent dans l'atmosphère des torrents d'acide carbonique qui vicient l'air respirable. C'est donc un grand bienfait d'ouvrir de larges rues et de grands boulevards pour permettre le renouvellement de cet air impur. C'est aussi un grand bienfait que la plantation des jardins publics et des parcs au milieu des villes, et des arbres dans les cours de récréation des lycées et des écoles, parce que les feuilles des arbres absorbent l'acide carbonique et rendent en échange un air pur qui fait le plus grand bien à la santé. On a même proposé d'entretenir dans les salles de spectacle de petits jardins, où la verdure remplirait le rôle hygiénique des ventilateurs.

L'air est plus pur le matin qu'au milieu de la journée, parce que la fraîcheur de la nuit a fait tomber toutes les poussières qui voltigeaient dans l'atmosphère. Aussi, le meilleur moment pour prendre l'air, c'est le matin. Cela oblige d'ailleurs à se lever de très-bonne heure : habitude excellente pour le travail, pour la santé et pour la longévité.

Un juge anglais, qui avait vu passer devant lui d'innombrables individus, avait soigneusement demandé à tous les vieillards qui avaient conservé leur santé jusqu'à un âge très-avancé quel avait été leur genre de vie. La seule circonstance qui avait été la même pour tous, c'était qu'ils s'étaient levés de bonne heure. Rien n'est donc si hygiénique que d'être matinal.

Bien des causes peuvent altérer la pureté de l'air; mais avant d'en parler, il convient d'étudier les autres agents atmosphériques.

Lumière.—La lumière et la chaleur sont deux agents presque inséparables; tous deux nous viennent du soleil, qui est leur source principale. Sans le soleil, la vie serait impossible sur notre planète; sans lui, ni lumière ni chaleur : pas de bois pour le chauffage, pas de végétaux, pas de nourriture pour les animaux, pas d'animaux pour la nourriture de l'homme.

On a cherché à établir l'influence que la lune peut avoir sur l'homme; mais à ce sujet il n'y a rien de précis. Il en est de même de l'influence de la nuit, qui pourtant a un effet moral ainsi décrit par M. Michel Lévy : « La privation absolue de la lumière, ou l'obscurité, agit diversement, suivant qu'elle est temporaire ou permanente; passagère, elle repose la vue et le cerveau, qui n'est plus assailli par les sensations visuelles; mais quand elle dure, l'intelligence, ne recevant plus d'impression par la vue, se concentre dans l'élaboration des sensations internes, des souvenirs, établit entre les objets de son attention des rapports inexacts qui ne sont pas rectifiés par l'œil, et c'est ainsi que naît la disposition à la frayeur, la croyance aux choses insolites, favorisée encore chez les enfants par une éducation qui a pour mobiles la crainte et le châtiment. »

Il y a à considérer dans la lumière ses effets généraux sur la santé et ses effets spéciaux sur l'organe chargé de la percevoir, sur les yeux. Nous parlerons plus tard de ses effets sur la vue, au chapitre des organes des sens. Il ne sera question pour le moment que de ses effets généraux.

La lumière influe sur le développement général des animaux. Si l'on fait vivre deux têtards ou embryons de grenouille, l'un à la lumière, l'autre dans l'obscurité, le premier se développe et devient grenouille, le deuxième reste têtard. Des effets analogues se produisent chez l'homme. Les enfants élevés dans des habitations obscures sont pâles et chétifs, mal développés, beaucoup moins avancés que les autres dans leur croissance. Cette pâleur maladive, résultant du défaut de lumière, a reçu le nom d'étiolement, qu'on applique aux plantes dans les mêmes conditions. C'est ainsi que le lilas se décolore dans l'obscurité et devient blanc, et que la salade de chicorée qu'on fait pousser à la cave devient la salade blanche connue sous le nom de *barbe de capucin*. Ce sont là des végétaux étiolés. Pour leur rendre leur couleur, il suffit de leur rendre la lumière du soleil. Il en est de même pour l'homme. Le grand jour, et surtout l'air imprégné de soleil, sont nécessaires à sa santé.

La privation de lumière, principalement quand elle est prolongée, amène l'appauvrissement du sang avec toutes ses conséquences : la pâleur de la face, la bouffissure de tout le corps, les hydropisies, les hémorragies, la scrofule, la phthisie pulmonaire.

Température de l'air; climats. — La principale source de chaleur pour la terre, c'est le soleil. Cependant la chaleur n'est pas la même sur tous les points du globe. Elle varie beaucoup en effet suivant la latitude. En général, la température est d'autant plus basse ou plus froide qu'on va de l'équateur aux pôles, parce que les rayons du soleil sont d'autant plus chauds qu'ils sont plus perpendiculaires à la terre. On a divisé le globe, au point de vue de la température, en trois grandes zones à peu près parallèles, nommées *climats :* on a de la sorte au midi le climat chaud, au nord le climat froid, et entre les deux le climat tempéré.

Cependant, sous une même latitude, le climat peut varier beaucoup entre deux pays différents. Le voisinage de la mer offre en général un climat doux et constant, plus chaud l'hiver, et plus frais l'été. Les îles, entourées par la mer de toutes parts, possèdent au plus haut degré un climat constant et uniforme. La température y est fraiche en été, tiède en hiver; c'est par excellence le climat des malades; telles sont en France, les îles d'Hyères; en Sicile, Palerme et Catane; dans l'île de Madère, Funchal. Au contraire, à mesure qu'on s'enfonce dans l'intérieur des terres, en restant sous la même latitude, la température devient plus variable, les étés plus brûlants, les hivers plus glacés.

On nomme *climats constants* ceux où la température est à peu près toujours égale, comme le climat des îles; *climats variables,* ceux où la température varie d'une façon considérable d'une saison à l'autre, et même d'une heure à l'autre dans une même journée : tels sont les climats de Paris et de Londres; et enfin *climats excessifs* certains climats, comme ceux de Pékin et de New-York, où la différence de température entre l'été et l'hiver s'élève ordinairement au-dessus de 30 degrés. Dans ces climats, les étés sont brûlants et les hivers glacés. Ainsi, dans les pays situés du 70e au 78e degré de latitude, le froid atteint près de 57 degrés au-dessous de zéro, et, au fort d'un été très-court (juin et juillet), le thermomètre monte à 15, 20, 30 et même 34 degrés au-dessus de zéro.

L'homme peut supporter d'ailleurs des températures extrêmement différentes. Ainsi on a noté, parmi les plus basses températures, celle de 56 degrés 7 dixièmes au-dessous de zéro, au fort Reliance, au nord de l'Amérique; et d'autre part, le thermomètre monte quelquefois en été à 35, 40, 45, 47 degrés. On peut supporter des chaleurs encore plus élevées; dans l'étuve sèche, c'est-à-dire à la chaleur du four, certaines personnes endurent 50, 100, et même 150 degrés centigrades.

Influence des vents sur la température. — La température d'une contrée varie aussi suivant la violence des vents et leur direction. Le vent, en général, rafraîchit l'air, et si on l'accueille avec plaisir dans les grandes chaleurs de l'été, il devient très-pénible dans les froids rigoureux de l'hiver. A la retraite de Russie, les soldats français enduraient encore bien le froid tant que l'air était calme; mais sitôt qu'il y avait du vent, le froid devenait intolérable et faisait de nombreuses victimes. La douceur du climat de Pau tient uniquement à ce que le vent y est inconnu.

Dans un même pays, dans une même saison, les vents influent diversement sur la chaleur de l'air, suivant leur direction. Les vents prennent en effet la température du pays qu'ils traversent. Ainsi, dans nos climats tempérés, le vent qui vient du midi est chaud, celui du nord, et surtout du nord-est, est très-froid.

Effets de la chaleur sur l'homme. — La chaleur ou la température chaude a des effets différents, suivant qu'elle est modérée ou bien excessive.

La chaleur modérée est très-favorable à la santé. Les

climats doux et à température constante, comme le midi de la France (Nice, Menton, Cannes, Hyères), l'Italie, Madère, Alger, le Caire, etc., sont très-favorables dans toutes les maladies de faiblesse, telles que la phthisie pulmonaire, la scrofule (ou humeurs froides), les pâles couleurs, les dartres invétérées, la goutte, le rhumatisme, et toutes les cachexies ou consomptions.

Mais la chaleur excessive du climat, surtout quand elle est prolongée, a généralement des effets funestes, dont voici les principaux : l'énergie musculaire diminue, les fonctions digestives languissent, la vieillesse est plus précoce et la vie plus courte.

Les saisons sont un peu l'image des climats, et les saisons chaudes sont des climats chauds momentanés. Ainsi, dans nos pays tempérés, la chaleur de l'été, quand elle est violente, amène fréquemment la perte de l'appétit, l'inertie musculaire, les maladies du foie, la jaunisse et diverses maladies de la peau, sans parler des refroidissements si communs dans cette saison.

Mais un des plus grands dangers des grandes chaleurs, c'est le coup de soleil ou l'insolation, qui peut se produire même par la réverbération du soleil dans l'eau, quand on se promène en bateau, mais qui provient ordinairement de l'action directe d'un soleil violent. Le premier degré du coup de soleil, c'est la rougeur érysipélateuse de la figure. A un degré plus avancé, il peut déterminer chez les enfants un commencement de fièvre cérébrale avec délire, et, chez les personnes âgées, une attaque de congestion ou d'apoplexie cérébrale, souvent mortelle. Pendant l'été de 1870, en Amérique, on a signalé un grand nombre de ces accidents. Quatre-vingt-onze morts en une seule semaine (la dernière du mois de juillet) ont nécessité l'établissement d'un hospice spécial pour les coups de soleil. La mort par insolation frappait d'abord les vieillards et les enfants; mais elle atteignit tous les âges, et même une négresse se trouva parmi les victimes : exemple à peu près unique d'insolation mortelle chez cette race élevée sous le soleil d'Afrique.

Les principales règles hygiéniques contre les chaleurs excessives sont les suivantes :

Il faut éviter l'action directe du soleil, en ne restant pas la tête nue et en s'abritant contre ses rayons par un chapeau léger à larges bords, par un parasol, ou par un couvre-nuque en toile comme celui de nos soldats en Afrique.

Il est préférable de porter des vêtements larges, légers, amples de forme et flottants. Mais pourtant il faut éviter le refroidissement du soir en rentrant avant la nuit ou en ayant soin de se vêtir chaudement une fois le soleil couché. Dans les lycées, où l'uniforme est souvent trop chaud en été, l'on permet avec raison aux élèves d'ôter leur habit pour travailler. Dans les écoles, l'usage de la blouse rend la chaleur plus supportable.

Dans les appartements carrelés ou planchéiés, où la chaleur est souvent insupportable, on répandra de l'eau par terre, car l'évaporation de l'eau rafraîchit l'air. Le chlorure de calcium desséché et posé dans quelques assiettes est encore très-propre, suivant M. Carré, à produire la réfrigération des appartements.

Une autre précaution à prendre consiste à fermer les volets ou les persiennes du côté du soleil, et à faire une demi-obscurité dans les appartements.

Un remède fort simple, employé par les paysans pour combattre la chaleur d'une atmosphère lourde et embrasée, consiste à humecter avec de la salive la partie extérieure de la saillie triangulaire du pavillon de l'oreille que les médecins nomment *tragus*. On éprouve de la sorte un soulagement inespéré, supérieur même à celui qu'on obtiendrait en se plongeant la tête dans une cuvette d'eau fraîche.

Les ablutions fréquentes, le lavage des mains et de la figure, les bains froids tous les deux jours, et même tous les jours dans les très-grandes chaleurs, sont encore d'excellents moyens de se rafraichir. On peut même calmer la soif par ces moyens beaucoup mieux que par des boissons répétées.

On doit éviter de boire de l'eau pure, et préférer le café étendu d'eau, et les boissons rafraîchissantes, comme les limonades, ou l'eau acidulée avec un peu de vinaigre. Il faut être très-sobre d'alcool, et n'en prendre que quelques gouttes par verre d'eau. Le rhum avec l'eau (30 grammes par litre) est une des boissons qui conviennent le mieux dans ce cas. On doit aussi s'abstenir, dans une certaine mesure, de substances grasses et de viandes grasses comme le porc; les légumes verts et les fruits acides doivent entrer pour une grande part dans le régime.

Quant aux coups de soleil, le meilleur remède pour les combattre ce sont les boissons froides et acides, et les compresses imbibées d'eau froide souvent renouvelées sur la tête et sur la figure.

Effets du froid sur l'homme. — Les effets du froid sur l'homme sont tout à fait opposés à ceux de la chaleur. L'appétit est augmenté; on éprouve le besoin de remuer pour se réchauffer. L'activité du foie est peu considérable, et la vie est longue. C'est dans les pays froids qu'on trouve les plus nombreux et les plus remarquables exemples de longévité.

Cependant le froid excessif peut être dangereux, et même mortel, surtout pour les enfants et les vieillards. Il l'a été pour beaucoup de femmes de Paris, qui, pendant l'hiver du siége de 1870, faisaient devant les boucheries ces stations prolongées, ces *queues* interminables, causes de bien des bronchites et pneumonies mortelles. Sans parler des maladies qu'amène le froid prolongé (scrofule, phthisie pulmonaire, scorbut, rhumatismes, maladies de poitrine, névralgies, grippe, etc.), un froid très-violent va jusqu'à mortifier les tissus organiques et à causer la mort.

Quand le froid est très-violent, comme en Russie, il congèle parfois les parties du corps éloignées du centre, comme le nez, les oreilles, les doigts des mains, ceux des pieds ou orteils, et cette congélation, espèce de brûlure par le froid, amène souvent la gangrène et la perte de l'organe. Dans nos climats, ces accidents sont assez rares. Cependant ceux qui ont assisté au siége de Paris dans l'hiver 1870-1871 se souviennent du froid cruel qui a régné à la fin de novembre et au commencement de décembre 1870, notamment à la bataille de Champigny, et qui a frappé de congélation partielle de nombreux soldats français. Un avis publié à ce moment disait : « Le froid est plus rigoureux qu'il ne le fut jamais. Nos soldats, nos mobiles, nos gardes nationaux, dans leurs campements extérieurs, en souffrent cruellement. Nous croyons qu'il n'est pas inutile de leur rappeler comment les soldats russes se préservent du froid aux pieds, aux mains et à la poitrine. Ils font fondre du suif dans leurs chaussures, ils en frottent leurs pieds, leurs mains, leur poitrine, mettent par-dessus des bas, des gants, un gilet de laine, et par ce moyen ils se préservent complétement du froid. »

En pareil cas, il faut aussi éviter l'immobilité. Dans la retraite de Russie, où l'armée française périt en grande partie par le froid, nos soldats étaient pris d'abord d'un engourdissement et d'un besoin de sommeil invincible. Rien ne pouvait plus les décider à avancer; et, quoique sachant que ce sommeil était le précurseur de la mort, ils se laissaient tomber sur la neige, vaincus par le besoin de dormir. Il faut surmonter ce besoin et se remuer; c'est surtout par le mouvement qu'on se réchauffe, et qu'on active assez la circulation du sang pour qu'elle ne s'arrête dans aucune partie du corps, ce qui est le principal effet de la congélation. Si la congélation s'est produite, il faut éviter de réchauffer trop brusquement les parties, de peur que le retour immédiat du sang n'amène une inflammation suivie de gangrène. Il faut frotter les parties gelées avec de la neige, puis avec de l'eau froide, dont on n'élèvera la température que lentement et graduellement. En même temps, on pratiquera sur tout le corps des frictions énergiques avec de la flanelle chaude, et on donnera à petites doses des boissons chaudes et aromatiques pour ramener la chaleur et les forces : du vin chaud avec de la cannelle, une cuillerée de rhum ou d'eau-de-vie, etc.

Les règles hygiéniques générales contre le froid sont les suivantes :

On doit porter des vêtements chauds, de préférence en laine. Par les froids rigoureux, caleçon, bas ou chaussettes et chemise de laine; une ceinture de laine sur le ventre pour prévenir la diarrhée; des gants épais, en laine ou fourrés; de fortes chaussures à semelle épaisse; et même, pour les soldats, l'emploi du suif dont il vient d'être question.

En même temps, on entretiendra la chaleur du corps par un exercice énergique et même violent. Dans les climats très-froids, on y joint l'hydrothérapie, les bains russes, les douches écossaises, c'est-à-dire des bains tour à tour chauds et froids : c'est un très-puissant moyen d'aguerrir la peau et le corps tout entier contre le froid.

Enfin, on devra, autant que possible, faire usage d'une alimentation forte, riche en substances grasses et complétée par une petite dose d'alcool.

Sécheresse, humidité. — La sécheresse de l'air existe surtout dans les pays incultes ou au moins qui n'ont pas d'arbres. Elle est aussi le résultat d'une chaleur persistante sans aucune espèce de pluie. Quand l'air est trop sec, il dessèche les poumons et gêne la respiration.

Les principales causes d'humidité pour l'atmosphère d'un pays sont la présence de nombreuses forêts, qui retiennent l'eau et qui attirent la pluie; le voisinage des eaux, comme en Hollande; et les saisons pluvieuses, comme le printemps et l'automne. L'humidité produit la grippe ou fièvre catarrhale, les angines couenneuses, le croup, les rhumatismes, les hydropisies, le scorbut, les maladies de la poitrine et du ventre, etc. Les habitations froides et humides, les vêtements mouillés (soit chez les soldats, soit chez les matelots), produisent les mêmes effets, et spécialement le scorbut.

Règles hygiéniques contre l'humidité. — On ne saurait éviter l'humidité atmosphérique ; mais il est bon de la combattre, au logis, par l'emploi du chauffage, qui dessèche l'air et l'assainit.

Quant aux vêtements mouillés, on doit en changer sitôt qu'on le peut, et, en attendant, ne pas rester immobile, mais combattre le refroidissement par le mouvement et l'exercice.

Enfin les logements humides doivent être abandonnés. Les maisons neuves où, suivant l'expression vulgaire, *on sèche les plâtres,* les chambres où l'on sent le froid vous tomber sur les épaules, où les papiers moisissent et se décollent du mur, sont des plus funestes ; et l'appât d'un loyer peu élevé ne doit jamais faire oublier leurs graves inconvénients. Au bout de quelques mois, on a largement payé son tribut aux maladies de toute sorte : rhumatismes de tout le corps et souvent incurables, névralgies générales, maux de dents, maux d'yeux, douleurs d'oreilles, chute des cheveux, rhumes et grippe perpétuels, et, chez les enfants, la scrofule, la phthisie, le rachitisme, voilà quelques-uns des effets, mais non pas tous, que produit le séjour des habitations humides.

Électricité. — L'électricité atmosphérique est produite par l'évaporation de l'eau chargée de sels à la surface de la terre : elle existe donc en tout temps dans l'air en quantité variable; mais les grandes chaleurs, qui rendent cette évaporation considérable, amènent par là des orages.

Cette électricité a un effet très-marqué sur l'homme et

sur les animaux. Dans les temps d'orage, les sujets nerveux éprouvent un malaise général avec mal de tête, somnolence, inaptitude intellectuelle, grande irritabilité de caractère. Toutes les maladies nerveuses redoublent : telles sont la chorée (ou danse de Saint-Guy), l'éclampsie, l'épilepsie, l'hypocondrie, etc. On observe aussi, chez les gens prédisposés, le réveil des douleurs de névralgie ou de rhumatisme.

La foudre, c'est-à-dire la décharge électrique, produit sur l'homme et sur les animaux des brûlures, des paralysies, la syncope, la commotion cérébrale, l'asphyxie. Quand les gens sont frappés de la foudre, on conseille de les placer dans une fosse fraîchement creusée, et de recouvrir de terre le corps jusqu'au cou, de façon toutefois à ne pas étouffer la victime. Au bout de quelques heures, la victime reprend connaissance. On a cité plusieurs exemples des bons effets de ce moyen, qui est plus facile à pratiquer à la campagne qu'à la ville, et qu'on pourrait remplacer par des frictions faites des pieds à la tête avec un linge imbibé d'eau froide.

Les foudroiements sont beaucoup plus rares dans l'enceinte des villes que dans les campagnes. Les arbres élevés, les clochers, les habitations situées sur des montagnes ou des collines, et par conséquent les individus qui s'y trouvent, sont plus particulièrement frappés par la foudre. Aussi doit-on, en pleine campagne, éviter de se réfugier sous les arbres, de porter des objets pointus tournés en l'air (comme une faux, un fusil); préférer les parapluies dont la tige est en bois à ceux dont la tige est en fer; éviter le voisinage des objets métalliques (charrue, crochets en fer). Il faut se tenir, sur les routes, du côté opposé aux fils télégraphiques, qui sont souvent coupés et éparpillés en petits morceaux par la foudre. On doit bien se garder, dans les villages, de sonner les cloches pendant l'orage. Chaque année, cette ridicule habitude se renouvelle : l'orage n'est jamais conjuré, mais le sonneur est souvent tué. Dans les appartements, Franklin conseille de s'éloigner des métaux, des glaces, des dorures, de se dépouiller des objets métalliques que l'on a sur soi, d'éviter de se placer au-dessous d'un lustre, d'une lampe, d'un ornement de métal, et même d'éviter le voisinage des cheminées, car la suie qui les tapisse partage avec les métaux la propriété d'attirer la foudre.

D'après Arago, les accumulations d'hommes et d'animaux favorisent l'action de la foudre; et si ces hommes ou ces animaux sont placés à la file, ce sont généralement les extrémités de la file qui sont le plus maltraitées par la foudre. Les granges remplies de grains et de fourrages, les meules de foin ou de paille, attirent aussi la foudre.

Quant aux éclairs, qui sont les étincelles gigantesques de ces décharges électriques, on sait que leur clarté aveuglante peut faire perdre la vue; il faut donc s'y soustraire autant que possible.

Les paratonnerres, en attirant sur eux la foudre, contribuent à éloigner le danger et sont les meilleurs préservatifs, mais à condition d'être bien construits. M. W. de Fonvielle, dans plusieurs notes présentées à l'académie des sciences au mois de mars 1872, a signalé les dangers des paratonnerres mal construits et a cité plusieurs cas d'accidents dus à cette construction vicieuse, notamment dans des circonstances où les tuyaux de décharge des eaux pluviales et des gouttières, obstrués et remplis d'eau, ont transmis à tout un édifice la décharge électrique de la tige du paratonnerre contenu dans leur intérieur. Il conseille également de placer la tige du paratonnerre à une certaine distance de matières combustibles ou explosibles, telles que les compteurs à gaz, pour éviter les incendies et les explosions dont il rapporte plusieurs exemples.

Altérations principales de l'air. — La pureté de l'air est souillée par des causes très-nombreuses, dont nous ne citerons que les plus importantes et les plus fréquentes.

La première, c'est la respiration de l'homme et des animaux, qui verse continuellement dans l'air une quantité considérable d'acide carbonique; mais au grand air, cette cause d'insalubrité passe inaperçue; elle n'a d'importance que dans les espaces clos. C'est donc au chapitre des habitations que nous aurons à en parler, tout aussi bien que des agglomérations d'individus dans un logis insuffisant, et des moyens de remédier par la ventilation aux inconvénients de l'air confiné.

Les causes qui agissent même au grand air pour altérer la pureté de l'atmosphère sont les matières végétales ou animales en décomposition ou les lieux qui en contiennent : tels sont les marais, les égouts, les fumiers, les déjections, les urines, les cimetières; et aussi les établissements insalubres, comme les abattoirs, les usines, etc. Nous allons en dire quelques mots.

Un moyen de combattre les émanations marécageuses, c'est la culture, sur une vaste échelle, du grand soleil ou tournesol. On assure qu'en France, à Rochefort-sur-Mer, la culture du soleil aurait considérablement fait diminuer les ravages de la fièvre. C'est de cette manière que l'observatoire de Washington est actuellement délivré des fièvres intermittentes. Le fait est, paraît-il, parfaitement admis en Hollande. On explique cet effet en ce que, à la façon des conifères, le grand soleil dégage beaucoup d'ozone ou oxygène électrisé, qui fait périr tous les organismes inférieurs soumis à son action, et l'on sait aujourd'hui, grâce aux recherches de M. Salisbury, que les émanations des marais sont constituées par les graines de végétaux cryptogames microscopiques.

Les égouts étaient autrefois très-malsains; mais il n'en est plus ainsi, grâce aux perfectionnements modernes. Dans les galeries vastes et spacieuses des égouts actuels, on peut faire circuler l'air et l'eau pour les assainir, et les ouvriers ne sont plus exposés à l'asphyxie, comme dans les égouts d'autrefois.

Les fumiers et les résidus qui s'étalent au milieu des rues dans les villages donnent naissance à ces ruisseaux infects d'un liquide noirâtre qui s'écoule souvent dans les puits du voisinage, et dont les émanations sont loin d'être inoffensives. Il faut les faire disparaître au nom de l'hygiène publique. Dans les villes, on a fait des reproches analogues aux ruisseaux des rues et aux ordures ménagères, qu'on déposait autrefois sur la voie publique, habitude aujourd'hui modifiée dans plusieurs villes, et notamment à Paris.

Les déjections et les urines sont encore une cause d'altération de l'air. Les deux conditions principales à observer pour assainir les latrines et les urinoirs sont : 1° une ventilation énergique ; 2° une propreté rigoureuse, obtenue à l'aide de lavages fréquents soit avec de l'eau pure, soit avec de l'eau chargée de substances désinfectantes, comme l'acide phénique, le chlorure de chaux, le sulfate de fer, les sels de zinc.

Les cimetières dégagent des gaz nuisibles à la santé : aussi il existe une loi (souvent mal observée) qui défend de les laisser dans les villes ou les villages. Il faut du moins éviter d'habiter dans leur voisinage.

Quant aux établissements insalubres, des règlements spéciaux les relèguent loin de toute habitation et leur prescrivent certaines mesures de salubrité.

Endémies; épidémies. — On nomme *endémies* les maladies qui règnent à l'état permanent dans un pays sur un grand nombre d'individus. D'après Becquerel, trois grandes endémies règnent en France : les scrofules (comprenant l'affection tuberculeuse et la phthisie pulmonaire), la fièvre intermittente et la fièvre typhoïde. Pour se soustraire autant que possible à l'influence des endémies et pour les combattre, il y a trois conditions indispensables : 1° la respiration d'un air pur, et, de préférence, à la campagne; 2° une alimentation suffisamment réparatrice; 3° un exercice musculaire approprié aux forces de chaque individu. C'est là le fond même de l'hygiène.

On nomme *épidémies* les maladies qui règnent sur tout un pays, mais seulement pendant un temps passager. Les deux principales épidémies qui persistent encore en Europe, et qui tendent à passer à l'état endémique, sont la variole et le choléra.

La variole ou petite vérole, importée d'Orient en Europe par les Sarrasins, se répandit peu à peu dans le monde entier, où elle causa des ravages considérables. A la fin du dernier siècle, un médecin anglais, Jenner, découvrit que certains bergers employés à traire les vaches ou les brebis n'avaient jamais la petite vérole. Il en chercha la cause et trouva que tous ces individus réfractaires à la maladie en avaient contracté une autre auparavant, la vaccine[1]. Il eut alors l'idée d'inoculer la vaccine pour préserver de la variole, et il dota ainsi l'humanité d'un immense bienfait.

Pendant un quart de siècle, la vaccine fut infaillible; mais, vers 1822, on vit apparaître de petites épidémies de variole chez des populations vaccinées. Dès lors, on dut reconnaître que la vertu préservatrice de la vaccine n'avait pas une durée illimitée. De là l'usage des revaccinations, qu'il est utile de faire tous les cinq ans environ, et même immédiatement en temps d'épidémie. Dans ces dix dernières années, la variole ne comptait à Paris que 425 décès, en moyenne, par an. En 1870, ce chiffre s'est élevé à 10,557. Il est vrai que les rigueurs du siége, à la fin de 1870, avaient singulièrement augmenté la mortalité à Paris.

Quant au choléra, il n'a paru en Europe qu'au commencement de ce siècle[2]. La France en a ressenti la première épidémie en 1832; trois autres épidémies ont paru depuis, en 1849, 1853, 1865, et ont fait également un grand nombre de victimes. Jusqu'en 1865, on croyait que le cho-

1. La vaccine ou picote est une maladie siégeant sur les pis ou les trayons, et consistant en boutons remplis de liquide.

2. On a cru pouvoir le faire remonter beaucoup plus haut, jusqu'à dix siècles avant l'ère chrétienne; mais cette question n'est pas encore complétement élucidée.

léra pouvait se propager par l'air, sur l'aile des vents, à de grandes distances. Mais à cette époque un éminent hygiéniste français, M. Grimaud de Caux, démontra la vanité de cette opinion. Il alla à Marseille, fit voir comment le choléra avait été apporté dans cette ville par un navire venu d'Alexandrie, la *Stella*, et portant à bord des cholériques. Il fit comprendre que le miasme cholérique avait toujours besoin d'un support solide, comme le corps d'un homme ou des ballots de marchandises, et qu'on pourrait l'arrêter en instituant des quarantaines sérieuses pour tous les individus et tous les objets provenant de pays cholériques, notamment pour les vaisseaux venant d'Arabie, où le choléra est apporté chaque année par les nombreux pèlerins de la Mecque. Grâce à ces idées nouvelles bien appliquées, la France s'est préservée depuis ce temps de toute invasion cholérique, malgré la permanence de l'épidémie dans plusieurs pays avec lesquels elle est en relation (Russie, Turquie, Égypte, etc.).

Certains médecins admettent que le choléra, une fois dans un pays, peut être propagé par l'eau qu'on boit, et qu'il suit le cours des grandes rivières et de la distribution des eaux. A Londres, notamment, on a soutenu cette opinion, qui compte de nombreux partisans. Comme conséquence de cette idée, on conseille en temps de choléra de ne pas boire de l'eau pure sans l'avoir préalablement purifiée à l'aide du charbon de bois ou de l'ébullition, par les procédés qu'on trouvera à la page suivante.

Règles hygiéniques en temps d'épidémie. — En temps de choléra, de variole, ou de toute autre épidémie, il faut se conformer autant que possible aux règles suivantes :

Éviter de séjourner dans le foyer de l'épidémie, si elle est intense; rester au foyer d'une épidémie peu intense, si l'on a une bonne santé, afin d'acquérir une certaine immunité.

Avoir une alimentation plus fortifiante que de coutume;

éviter les fruits crus, l'eau pure, et tout ce qui peut déranger les digestions et provoquer de la diarrhée (surtout en temps de choléra); les boissons alcooliques en petite quantité (eau-de-vie, rhum, punch) sont utiles; en général, ne pas déranger son régime quand la santé est bonne.

Éviter les excès de toute sorte, et en général toutes les causes d'affaiblissement, telles que l'inertie musculaire, ou bien les fatigues excessives, les émotions morales tristes, le chagrin, la peur.

Se laver les mains et le visage plusieurs fois par jour (le matin, à midi, le soir); prendre des bains plus souvent qu'en temps ordinaire.

Éviter ou éloigner les dépôts de fumier, les eaux stagnantes, les matières végétales en décomposition; faire disparaître le plus tôt possible les garde-robes et les cadavres des cholériques ou des varioleux, qui sont une nouvelle cause d'infection.

Enfin, désinfecter l'air, les vêtements, les habitations, les latrines, etc.

Voici quelques moyens de purification recommandés par M. Dumas au nom du Comité d'hygiène[1] :

« Les agents de purification sont variés et nombreux. En voici la liste : chlore, eau de Javelle, chlorure de chaux, acide nitrique en vapeur, vapeur nitreuse, permanganate de potasse, braise de boulanger, sulfate de fer, acide phénique, acide sulfureux.

« Pour la purification des eaux, il suffit de placer dans les fontaines qui contiennent les eaux destinées aux boissons, par hectolitre, deux kilogrammes de braise de boulanger, qu'on renouvelle chaque semaine. Les matières organiques dissoutes et les gaz sont presque toujours condensés et fixés par le charbon, à mesure que l'eau passe à travers le lit filtrant formé par cette substance.

1. Extrait du Rapport adressé par le Comité d'hygiène au ministre d l'intérieur, sur les précautions à prendre en temps de choléra. Ces mesures sont également applicables à la variole et aux autres épidémies.

« On trouve dans l'emploi de la chaleur des garanties encore plus efficaces. Il suffit en effet de faire bouillir l'eau destinée aux boissons pour la débarrasser de toute substance présumée nuisible. Quand on fait usage de café léger, de thé ou d'infusions toniques quelconques, obtenues au moyen de l'eau bouillante, on prévient avec certitude tous les inconvénients que l'eau pourrait avoir par suite de la présence des matières organiques.

« Le sulfate de fer commun, celui qu'on désigne ordinairement sous le nom de vitriol vert, a été specialement affecté à la désinfection des fosses d'aisances. Par son acide, il en fixe l'ammoniaque ; par sa base, il en détruit l'hydrogène sulfuré. Il supprime ainsi ou prévient toutes les émanations gazeuses des fosses, et s'oppose, en conséquence, au transport des matières miasmatiques auxquelles les gaz servent de véhicule.

« L'acide phénique s'oppose à la fermentation putride et à d'autres fermentations. Il peut agir sur les miasmes cholériques, soit pour en arrêter l'action, s'ils participent de la nature des ferments, soit pour en prévenir la formation, s'ils sont le produit d'une altération spontanée des matières organiques. L'usage de ce puissant antiseptique a donc été sérieusement essayé, et mérite d'être recommandé et d'être mis à profit. »

Voici en outre quelques recommandations plus spécialement applicables à la variole :

« On ne saurait trop recommander aux familles dans lesquelles il s'est développé un cas de variole de faire revacciner, sans exception, toutes les personnes placées dans le voisinage du malade. Les malades atteints de variole doivent être complétement isolés des autres malades. Aucun convalescent ne devrait sortir avant que les croûtes varioliques eussent complétement disparu. Tous les linges souillés par le contact des pustules varioliques doivent être plongés de suite dans des vases pleins d'eau additionnée de substances désinfectantes.

« Ajoutons que le meilleur désinfectant dans tous ces cas c'est l'acide phénique. Il est bon de mettre une solution phéniquée dans des assiettes sur différents points de la chambre du malade, de conseiller aux personnes qui l'entourent de faire des lotions phéniquées, de porter du vinaigre phéniqué dans leur mouchoir, de faire de fréquentes fumigations à l'acide phénique, surtout dans les appartements qui ont été occupés par des varioleux, de laver les murs et d'arroser les planchers, les parquets, les carrelages, les escaliers, avec de l'eau phéniquée ou d'y répandre du sable ou de la sciure de bois imprégnés d'un tiers de leur poids d'acide phénique pur. Avant de réoccuper les locaux infectés, il faut faire suivre la désinfection d'une ventilation de plusieurs jours, en laissant ouvertes toutes les portes et fenêtres. »

DEUXIÈME LEÇON.

Des habitations : sol, exposition, ventilation, chauffage, éclairage, propreté. Causes d'insalubrité. — Vêtements : modifications selon les âges, les saisons, les climats, le temps. — Soins du corps : cosmétiques, bains de propreté en général.

Des habitations. — Les premiers hommes habitaient des troncs d'arbres; les Romains du temps de l'empire habitaient des palais. Entre ces deux extrêmes, il y a un choix à faire, en suivant les indications de l'hygiène.

Une des premières conditions à considérer dans une habitation, c'est le sol sur lequel elle repose, et son exposition ou son orientation.

Sol. — Le sol cultivé est le plus propice pour les habitations. La culture bien entendue aménage le sol pour le mieux et distribue convenablement les eaux, dont l'excès pourrait engendrer l'humidité ou les marécages. Certaines cultures sont pourtant nuisibles, parce qu'elles donnent naissance aux marécages.

La nature argileuse du sol empêche aussi les eaux de s'écouler dans la terre, et ces eaux stagnantes ou croupissantes favorisent le développement de la fièvre intermittente.

L'état du sol fait varier la température; le sol blanc, comme les sables, la craie, est beaucoup plus chaud que les autres terrains; il en est de même des sols dénudés. Au contraire, la présence des forêts et des bois maintient la fraîcheur du pays.

Exposition. — Pour l'emplacement des habitations, on doit choisir de préférence, dans les pays froids, les plaines bien aérées et non marécageuses. Dans les pays chauds, on doit bâtir sur les hauteurs, pour être à l'abri des effluves des marais. Les vallées profondes sont malsaines, ou par leurs courants d'air ou par leur humidité. Quant aux montagnes élevées, elles sont nuisibles, et par le froid qui y règne et par la diminution de la pression de l'air : les religieux de l'hospice du mont Saint-Bernard meurent tous jeunes.

Le voisinage des bois est bon pour la santé, à moins qu'il n'entraîne un excès d'humidité. Il en est de même du voisinage des cours d'eau. Les voisinages les plus dangereux sont les fabriques ou usines, dont les émanations animales, végétales ou métalliques vicient l'air qu'on respire, et surtout les marécages, dont on ne peut guère éviter la redoutable influence. Dans ce cas, on doit établir les ouvertures de la maison (portes et fenêtres) dans une direction opposée à celle des émanations nuisibles, et de plus on doit abriter la maison à l'aide d'un ou de plusieurs rideaux de plantations.

Dans la construction des maisons, il faut éviter l'exposition de l'ouest, parce que, dans nos climats, les vents les plus fréquents soufflent de l'ouest. Il est bon, quand on le peut, d'avoir plusieurs pièces diversement situées, de façon à ce qu'on ait en été l'exposition du nord ou du nord-est, qui est la plus froide, et en hiver l'exposition du sud, qui est la plus chaude. Dans les pays froids, on doit préférer l'exposition au midi; dans les pays chauds, l'exposition au nord et à l'est, si toutefois l'on n'est pas sous le vent des marais.

L'habitation des villages est en général préférable à celle des villes, où les rues étroites, les logements entassés, les pièces peu spacieuses, souvent sombres, humides, sont des conditions très-défavorables pour la santé. Cependant certaines habitations rurales laissent beaucoup à désirer : telles sont celles où aucune ouverture ne prend jour sur la rue, pour éviter les impôts des portes et fenêtres; celles où il n'y a pas de plancher ni de carrelages, et où le sol lui-même en tient lieu; celles où les fumiers empoisonnent l'air respirable, et sont, suivant toute apparence, la cause de fièvres intermittentes qu'on ne saurait attribuer à une autre origine, comme dans le Limousin.

Dans les villes, les habitations les plus favorables sont également celles qui réunissent ces trois conditions indispensables : air, lumière, sécheresse. Aussi l'élargissement des rues et la plantation des arbres sont de très-grands bienfaits. Autrefois, nos villes ne se composaient que de rues étroites, où ne pénétraient jamais ni l'air ni le soleil, et où régnait une humidité constante. Les maladies de toute sorte étaient alors beaucoup plus communes, et les épidémies plus meurtrières, à travers ces populations agglomérées : il n'en est plus de même aujourd'hui. Si l'on peut habiter dans le voisinage d'un grand cours d'eau, sur les quais, l'air y est beaucoup plus pur que partout ailleurs.

Les étages supérieurs sont toujours plus sains à habiter, parce qu'on y a un air plus pur et plus sec. En effet, les rez-de-chaussée sont généralement humides, sans air, sans soleil : les rhumatismes, les scrofules, les tubercules, le rachitisme, y prennent facilement naissance. A plus forte raison l'hygiène condamne-t-elle l'habitation des caves et des sous-sols. Les étages inférieurs souvent encore n'ont pas de lumière et sont gênés par la poussière de la rue. Les étages supérieurs n'ont plus ni la poussière ni le bruit, mais ils ont l'air, la lumière, le soleil, la sécheresse. Or la lumière est aussi nécessaire que l'air à la santé, et un proverbe italien dit fort justement : « Où le soleil n'entre pas, le médecin entre souvent. »

L'élévation des plafonds est aussi une condition très-favorable. Elle devrait être de 2 mètres 50 centimètres à 3 mètres; mais beaucoup d'appartements n'offrent pas cette hauteur, notamment à l'entresol.

On ne doit emménager dans un logement que lorsqu'il est bien sec. En général, il est bon de n'habiter une maison que quatre à cinq mois après sa construction. Sans cela, on est incommodé par l'humidité des murs et par l'odeur de la peinture. Pour hâter le desséchement des murs et la disparition de l'odeur de la peinture, les meilleurs moyens sont encore d'établir de vastes courants d'air en été, et de faire de grands feux en hiver.

Un logement, à quelque étage qu'il soit, est plus salubre quand il est garni d'un plancher que quand il est carrelé. Il est toujours bon, surtout quand ce sont des pavés, d'avoir, sinon des tapis, au moins des paillassons ou des nattes de jonc.

L'habitude de cirer les parquets n'est pas une simple mesure d'élégance. La cire contient des essences très-odorantes qui tuent ou chassent tous les insectes qui se mettent dans les fentes du bois (puces, punaises, œufs de papillons, etc.). On sait d'ailleurs combien il est facile de se débarrasser de ces hôtes incommodes avec les poudres insecticides, composées surtout de pyrèthre du Caucase.

Pour les papiers de tenture, on a signalé, il y a longtemps déjà, les dangers des papiers verts, qui contiennent une poussière arsenicale très-irritante et pouvant causer des accidents assez graves. On a aussi constaté la présence de l'arsenic dans des papiers d'autres couleurs, bruns, blancs, bleus, gris, rouges, etc. En général, les papiers colorés dont il se détache de la poussière qui voltige dans l'air, sont plus ou moins dangereux.

Ventilation. — Si l'on habitait au grand air, il n'y aurait pas à se préoccuper de son altération par la respiration des hommes et des animaux. Mais il n'en est pas de même dans nos habitations ordinaires, où l'espace est confiné, et où l'air a besoin d'être fréquemment renouvelé par la ventilation.

La dimension des habitations doit être suffisante pour la respiration des individus qui y séjournent. En général, on admet, comme moyenne, qu'il faut par heure 10 mètres cubes d'air par personne. Une chambre à coucher, où l'air ne se renouvelle guère pendant le sommeil, doit donc contenir (en dehors de la place prise par les meubles) 80 à 90 mètres cubes d'air pour un sommeil de huit à neuf heures.

L'habitation d'une chambre trop étroite détermine souvent, chez les enfants qui n'ont pas fini leur croissance, la production de la scrofule (humeurs froides), de la phthisie pulmonaire, du rachitisme ou nouure, et à un âge plus avancé, c'est, suivant M. Piorry, la principale cause de la fièvre typhoïde. Cette même condition, en amenant la viciation de l'air, favorise le développement des épidémies et en augmente la gravité.

Par la même raison, les rideaux de lit et les alcôves, qui s'opposent au renouvellement de l'air, sont en général très-nuisibles, surtout en cas de maladies. Les soupentes, les cabinets noirs, où l'on place souvent des lits, ont une influence aussi fâcheuse sur la santé.

L'air d'une pièce habitée est vicié d'une façon continuelle par la respiration de ses habitants, qui dégage un gaz impropre à la vie, l'acide carbonique. Le chauffage et l'éclairage brûlent également l'oxygène de l'air et produisent, à sa place, de l'acide carbonique. On doit donc éviter, en hiver, de fermer les fenêtres et les portes hermétiquement en les garnissant de bourrelets, surtout quand plusieurs personnes travailleront dans la même pièce et que cette pièce sera chauffée par un poêle, parce que, l'air ne pouvant plus rentrer dans la chambre par les fentes des portes et des fenêtres, l'asphyxie peut se produire. Voilà pourquoi les habitations sans cheminée sont toujours plus ou moins malsaines; c'est que la cheminée, même quand on n'y fait pas de feu, établit une ventilation naturelle et sert à entraîner l'air vicié et à attirer l'air pur qui rentre par les fentes des portes et des fenêtres.

L'air confiné, c'est-à-dire vicié par l'acide carbonique que fournit la respiration de plusieurs personnes enfermées dans une même pièce, peut être la cause d'une asphyxie mortelle. Dans les Indes, cent quarante-six prisonniers anglais furent renfermés dans un cachot de vingt pieds carrés, où l'air n'arrivait que par deux petites fenêtres donnant sur une galerie étroite, et par lesquelles il ne se renouvelait que très-difficilement et lentement. Bientôt ils éprouvèrent une chaleur insupportable, une soif vive et de la suffocation. Ils se battirent entre eux pour s'approcher des soupiraux, où pouvaient seuls atteindre les plus robustes. Au bout de huit heures, il n'y en avait plus que vingt-trois de vivants. Un autre fait bien connu et des plus incroyables est celui des assises d'Oxford, dans lesquelles juges, auditeurs et accusés, enfermés dans une salle dont toutes les portes et les fenêtres étaient fermées, furent frappés d'une asphyxie mortelle.

En dehors de l'acide carbonique dégagé par la respiration, le chauffage et l'éclairage, d'autres causes encore vicient l'air qu'on respire. On connaît le danger des fleurs dans les appartements. Les fleurs même sans odeur sont dangereuses. Les fleurs d'eau surtout sont nuisibles. Les végétaux les plus dangereux sont ceux qui dégagent des odeurs fortes, et principalement le lis et la tubéreuse. Les fruits odorants, comme les coings et les oranges, peuvent, en grande quantité, produire aussi de sérieux accidents.

Enfin, une autre cause de viciation de l'air, c'est la fumée du tabac. Aussi le séjour dans les estaminets, où l'air est rempli de cette fumée, est-il très-défavorable à la santé. Une circulaire du ministre de la guerre, du mois de décembre 1871, contient la prescription suivante : « Il devra être interdit aux soldats de fumer dans l'intérieur des corps de garde pendant la nuit. Rien n'est plus pernicieux que de respirer durant le sommeil un air empesté par la fumée de tabac. »

Il faut donc veiller toujours à la pureté de l'air respirable, spécialement partout où il y a une agglomération d'individus. Ainsi dans les ateliers, les manufactures, les églises, les théâtres, les casernes, les camps, les dortoirs et les classes des colléges et écoles, les salles de cours publics, les prisons, etc., l'air doit être fréquemment renouvelé.

Ces précautions sont surtout nécessaires pour les malades, soit isolés dans des chambres particulières, soit réunis dans les infirmeries ou dans les hôpitaux. Il s'exhale en effet du corps des malades et de leur respiration des miasmes nuisibles pour eux-mêmes, et souvent contagieux pour les autres.

Dans tous les cas, rien n'est plus facile que de renouveler l'air. On emploie quelquefois des ventilateurs : un des plus simples consiste en une petite boîte fixée dans un carreau, et renfermant un axe ou essieu muni d'ailes ou de palettes qui entraînent, en tournant, l'air qui s'échappe de la pièce. Un autre système également fort simple consiste à remplacer un ou plusieurs carreaux par un canevas en crin, ou un grillage en fer.

Mais il n'est même pas besoin de ces appareils. Il suffit, pour obtenir une ventilation très-énergique, d'ouvrir largement et fréquemment les portes et les fenêtres pendant quelques minutes, plusieurs fois dans la journée, de façon à produire un courant d'air contre lequel on aura soin d'abriter les personnes présentes. Dans les chambres occupées par des malades, on tirera les rideaux de leur lit ; s'ils n'ont pas de rideaux, on leur jettera une serviette sur la tête.

« Les dortoirs peuvent être ventilés dès le lever des élèves jusqu'au soir, par la seule ouverture des fenêtres[1]. » Il en est de même des chambres à coucher ordinaires.

Ces mesures sont utiles même en hiver, et l'on doit toujours, le matin et le soir, ouvrir les fenêtres pendant quelques instants pour renouveler l'air. Cette précaution doit surtout être recommandée aux pauvres gens, qui, craignant de perdre la chaleur, hésitent à renouveler l'air de la chambre qu'ils habitent ; ce qui produit souvent et aggrave toujours leurs maladies.

Chauffage. — A l'enfance des sociétés, le chauffage était très-primitif. La plupart des peuplades sauvages en retracent l'image fidèle, et allument encore le feu au milieu de leurs huttes. Elles pratiquent à la partie supérieure une ouverture circulaire destinée à laisser échapper la fumée et les gaz qui, sans cela, rempliraient l'atmosphère.

Plus tard, dans les pays froids ou tempérés, on a perfectionné le tuyau d'évacuation des produits brûlés, ainsi que le foyer de la combustion, et l'on est arrivé peu à peu aux cheminées et aux poêles actuels.

Dans beaucoup de pays chauds, il n'y a ni poêles ni cheminées. En Espagne, le *brasero* est un chauffage aussi vicieux que dangereux, en raison des gaz dégagés par la braise brûlée au milieu d'une pièce.

Nous ne nous occuperons que du chauffage perfectionné, et tel qu'il existe actuellement. Il y a trois modes de chauffage principaux : les *cheminées*, les *poêles* et les *calorifères*.

Cheminées. — Les cheminées sont le mode de chauffage le plus simple, le plus gai et le plus sain. En outre, elles servent à renouveler l'air de la chambre, puisque

1. Vernois, *Rapport sur l'Hygiène des lycées.*

leur tirage est constitué par un appel d'air incessant, et que l'air rentre dans la pièce par les fentes des portes et des fenêtres.

Mais elles ont un grand inconvénient au point de vue économique : les neuf dixièmes au moins de la chaleur produite sont perdus et ne chauffent que le courant d'air de la cheminée.

Pour utiliser cette chaleur, on tire parti des tuyaux qu'elle échauffe, et c'est ce qui constitue les poêles et les calorifères.

Poêles. — Les poêles, qui ont l'avantage d'utiliser toute la chaleur, ont l'inconvénient de dessécher l'air de la chambre ; on y remédie en plaçant dessus un vase contenant de l'eau, dont l'évaporation rend à l'air l'humidité nécessaire pour éviter, dans la respiration, le dessèchement des bronches.

Les poêles sont construits en biscuit de terre, en faïence, en fer ou en fonte. Les poêles en biscuit ou en faïence s'échauffent lentement, mais ils gardent longtemps leur chaleur et ils sont très-sains. Les poêles en fer ou en fonte s'échauffent et se refroidissent très-vite, mais ils ont le grand inconvénient de s'échauffer facilement jusqu'au rouge, ce qui produit un rayonnement de calorique fort incommode et oblige à les entourer d'un grillage pour éviter de se brûler en s'en approchant. En outre, les poêles en fonte, portés au rouge, dégagent de l'oxyde de carbone très-vénéneux, qui cause des maux de tête, des nausées, des étourdissements, etc. Ces faits furent signalés dès 1865 à l'académie des sciences par le docteur Carret, et vérifiés depuis par MM. le docteur Decaisne, Henri Deville, Troost, Payen, le général Morin, etc.

La conclusion admise aujourd'hui par tout le monde, c'est que les poêles et les appareils de chauffage en fonte et même ceux en fer, sans garnitures intérieures en briques réfractaires ou autres matières qui les empêcheraient d'atteindre la chaleur rouge, sont d'un usage dangereux pour la santé. On en peut dire autant des fourneaux économiques en fonte, garnis de trous pour y mettre des marmites, et qui servent tout à la fois au chauffage et à la cuisine.

Calorifères. — Dans les calorifères, on fait passer le tuyau qui contient les produits de la combustion, avec toute leur chaleur, au milieu d'une colonne d'air pur qui s'échauffe à leur contact, et qui est ensuite versée dans les locaux et les appartements par des bouches de chaleur, ou qui, comme en Russie, traverse et échauffe les murs même de l'habitation.

Il y a trois systèmes de calorifères, suivant que le tuyau chargé d'échauffer l'air est traversé par la fumée d'un foyer, ou par de la vapeur d'eau, ou par de l'eau chaude.

Les calorifères à air sont les meilleurs et les plus usités. Les calorifères à circulation d'eau chaude sont surtout employés pour chauffer les serres et les ateliers. Dans les usines, on utilise souvent l'eau chaude de la machine à vapeur pour chauffer les ateliers. Quant aux calorifères à vapeur d'eau, ils coûtent cher, sont compliqués, se refroidissent brusquement, et enfin sont sujets aux explosions, comme cela est arrivé il y a quelques années à l'église Saint-Sulpice à Paris.

Les calorifères sont le système où l'on perd le moins de chaleur et qui est le plus économique. On peut adapter en partie ce système aux cheminées ordinaires, et l'on réunit par ce moyen tous les avantages du chauffage. Pour cela, on remplace l'âtre du foyer par des tuyaux de fonte parallèles, dont l'une des extrémités a une prise d'air à l'extérieur et dont l'autre extrémité s'ouvre par des bouches de chaleur dans l'appartement.

Substances combustibles. — Les substances employées comme combustibles pour le chauffage des cheminées, poêles et calorifères, et pour les usages de la cuisine, sont :

le *bois* et le *charbon de bois,* les *charbons fossiles* ou *charbons de terre* et le *gaz.*

Bois et charbons de bois. — Le chauffage le plus sain est le chauffage au bois. Les bois les plus durs et les plus secs chauffent beaucoup mieux que les bois légers et encore humides. D'ailleurs, le bois donne d'autant plus de fumée, c'est-à-dire de produits non brûlés, qu'il contient plus d'humidité : tels sont le bois vert ou fraîchement coupé et le bois flotté (qu'on abandonne au fil de l'eau par grands trains pour le faire parvenir à destination).

Le charbon de bois fait avec du bois dur est dix à douze fois plus lourd que le charbon de bois tendre, et chauffe beaucoup mieux. On l'emploie surtout dans les fourneaux pour faire la cuisine.

Les charbons fossiles ou charbons de terre (houille, lignite, tourbe, etc.) donnent une très-grande chaleur, mais qui n'est pas toujours exempte de fumée. Le coke, résidu de la distillation de la houille[1], n'a pas cet inconvénient.

Le meilleur chauffage est celui où l'on mélange les charbons fossiles avec le bois ordinaire.

Gaz. — Le chauffage au gaz se fait avec le gaz d'éclairage. Il est constitué par des becs de gaz placés sur des bûches incombustibles. On allume ou l'on éteint le feu instantanément, en ouvrant ou en fermant le robinet qui règle la sortie du gaz. Ce système est simple et économique; mais, quand on l'emploie pour la cuisine, il peut donner parfois un certain goût de gaz aux aliments qu'il a servi à faire cuire.

1. La houille, mise sur le feu dans de grandes cornues de fonte, se sépare en deux parties, une matière volatile ou gazeuse (le *gaz de houille* ou gaz proprement dit, qui sert au chauffage et à l'éclairage), et une matière solide, sèche et dure comme la pierre, et poreuse comme une éponge (c'est le *coke*).

Accidents du chauffage. — Les principaux accidents q peuvent être produits par le chauffage sont : la *fumé* l'*asphyxie par le charbon*, les *détonations* et *explosion* l'*excès de la température par un chauffage excessif*, enf les *incendies*.

Fumée. — Pour qu'une cheminée soit bonne, il faut qu le tirage d'air soit suffisant pour opérer la combustion et entraîner les produits ou la fumée. Le tirage est d'auta plus fort que le tuyau de la cheminée est plus long. faut aussi que ce tuyau soit assez large, mais pas trop, peur des courants descendants. Enfin, il faut éviter qu plusieurs cheminées communiquent entre elles, parce qu dans celle dont le tirage est le moins fort refluera la fum des autres.

Une condition également mauvaise, c'est d'avoir, dar deux pièces voisines et communiquant entre elles, deu cheminées en face l'une de l'autre : le tirage de l'une rab généralement la fumée dans l'autre, quand on les allum toutes les deux en même temps.

La fumée donne des maux de tête, des quintes de tou des maux d'yeux souvent très-opiniâtres.

Pour corriger une cheminée qui fume, on établit so une prise d'air considérable, arrivant au foyer par deu tuyaux latéraux qui puisent l'air au dehors; soit un cha piteau mobile placé au sommet du tuyau, tournant sou l'action du vent, et préservant ainsi la cheminée du vent de la pluie. Un autre moyen de remédier à la fumée con siste à appliquer au-devant des cheminées des tabliers rideaux de tôle, qu'on baisse à volonté pour activer tirage de la cheminée, ce qui a pour conséquence d'aviv le feu et d'éviter la fumée.

Asphyxie par le charbon. — Elle est surtout à craind avec les *braseros*, sortes de réchauds pleins de brai allumée qu'on pose au milieu de la chambre (en Espagn

3.

en Italie), ou bien avec ces braseros mal déguisés sous le nom de calorifères, sortes de cylindres de tôle recouverts d'un couvercle à jour, et qu'on place au milieu d'un appartement sans tuyau d'évacuation pour emmener au dehors les produits de la combustion. Les mêmes accidents peuvent arriver avec les poêles, soit quand ils sont trop bourrés de charbon de terre, soit quand on ferme la clef du tuyau par où s'échappe la fumée avant que le charbon ne soit complétement éteint. L'acide carbonique produit par la combustion, au lieu d'être entraîné au dehors, remplit l'air qu'on respire et cause l'asphyxie, surtout pendant le sommeil, où l'on ne s'en aperçoit pas. Il existe de nombreux exemples de ces accidents.

Les émanations de la braise peuvent même causer ces accidents à d'assez grandes distances et faire de nombreuses victimes, comme il est arrivé naguère à Bourlon (Pas-de-Calais). Un boulanger, du nom de Plateau, avait l'habitude de mettre ses braises à la cave. Par malheur, en se rallumant, elles ont donné naissance à de l'acide carbonique et de l'oxyde de carbone, gaz délétères qui se répandirent jusque dans la chambre où toute la famille était couchée. Le père, la mère, une petite fille et la grand'mère périrent asphyxiés pendant leur sommeil.

L'asphyxie pourrait aussi se produire par le gaz. On prendra les précautions indiquées plus loin pour l'emploi du gaz dans l'éclairage.

Détonations et explosions. — Elles sont à craindre non-seulement avec les fuites de gaz, dans le chauffage au gaz, mais encore avec les calorifères à vapeur d'eau, comme on l'a vu plus haut.

Chauffage excessif. — Le chauffage excessif a les mêmes effets que les climats trop chauds : il produit la constipation, la jaunisse, la congestion cérébrale, l'apoplexie. Le chauffage insuffisant a moins d'inconvénients.

Incendies. — Les incendies par le chauffage peuvent provenir de plusieurs causes : tantôt c'est une cheminée trop encrassée de suie, et la suie prend feu (ce qui prouve la nécessité du ramonage au moins une fois l'an); tantôt la cheminée est crevassée, et la flamme, s'échappant par la crevasse, met le feu aux boiseries qui l'entourent; tantôt c'est un tuyau métallique qui traverse une armoire, et qui, chauffé au rouge, enflamme les parois; une brique fortement chauffée peut aussi produire le même effet. Récemment encore le *Journal de Bernay* rapportait l'histoire d'une mère qui, avant de sortir, avait couché son petit garçon, et lui avait mis dans son berceau une brique chaude entourée de linge. Lorsqu'elle revint elle trouva la chambre pleine de fumée; courant au berceau qui était en partie consumé, elle s'aperçut que son enfant était horriblement brûlé et qu'il avait cessé de vivre.

Règles hygiéniques.—Comme règles hygiéniques, on doit approprier le chauffage aux climats, aux saisons, aux âges, aux sexes, aux professions et aux maladies.

Les nouveau-nés ont besoin d'une température de 18 degrés. Pour les femmes, les vieillards, les gens sédentaires (savants, gens de lettres, bureaucrates), les convalescents, les malades (diabétiques, phthisiques, etc.), il faut 15 à 18 degrés; pour les adultes bien portants, 12 degrés seulement. M. Vernois dit qu'un thermomètre doit être placé partout où il y a un appareil de chauffage dans les lycées et les écoles, et que ce thermomètre ne doit pas marquer moins de 12 degrés ni plus de 16 degrés centigrades.

Éclairage. — Les divers modes d'éclairage peuvent aussi influer sur la santé. Nous allons passer en revue les principaux appareils d'éclairage, en indiquant pour chacun leurs avantages et leurs inconvénients.

Chandelles. — Elles sont constituées par du suif pur, qui fond trop vite; par suite, la chandelle coule, la combustion de la mèche est incomplète, et il faut la moucher souvent, ce qui est un inconvénient sérieux, sans parler de la fumée et de la mauvaise odeur qu'elle répand. C'est d'ailleurs un éclairage qui donne peu de lumière, et dont l'usage diminue chaque jour.

Bougies. — Elles sont généralement constituées par de l'acide stéarique et margarique, qu'on retire du suif en en séparant la glycérine par la chaux. Les bougies fondent beaucoup plus lentement que les chandelles, ne coulent pas et ne sentent pas mauvais. La combustion de leur mèche étant complète, elles n'ont pas besoin d'être mouchées. Elles donnent une bonne clarté, qui ne fatigue pas la vue. Quelquefois on les colore en rose ou en vert. Les bougies vertes, qui doivent ordinairement cette couleur à un sel d'arsenic, répandent dans l'air des vapeurs dangereuses [1] et doivent être abandonnées.

Lampes à huiles végétales. — Le meilleur mode d'éclairage et le plus économique est fourni par les lampes, surtout depuis l'invention des lampes à modérateur.

Jusqu'à la fin du dernier siècle, on employait des mèches pleines, plongées simplement dans l'huile. A cette époque, en 1789, Argand imagina la lampe à double courant d'air, c'est-à-dire celle qui est composée d'une mèche creuse, traversée d'un courant d'air et entourée d'un autre courant d'air dont le tirage est activé par une cheminée en verre, nommée vulgairement verre de lampe. La combustion, plus complète, donne une lumière beaucoup plus belle. Ce fut là le point de départ des nombreux perfectionnements qu'a subis l'éclairage à la lampe (système de Quinquet, lampe à mouvement d'horlogerie pour faire monter l'huile, lampe Carcel, etc.). Cet éclairage est plus ou moins puissant, suivant le calibre de la mèche, et il n'a pas l'odeur forte de l'huile de pétrole. On emploie d'ordinaire des réflecteurs

1. Bulletin de Thérapeutique, 15 septembre 1870.

ou *abat-jour* en papier ou en métal, qui, tout en rabattant la lumière sur les objets qu'on veut éclairer, préservent les yeux de l'éclat et de la chaleur dégagés par cet éclairage.

Les huiles végétales employées à l'éclairage sont, par ordre de pureté, les huiles de colza, d'œillette (extraite du pavot), de chènevis, de noix (la plus visqueuse de toutes et la plus âcre).

Lampes à huiles minérales. — Les deux huiles minérales les plus employées sont l'*huile de schiste* et l'*huile de pétrole*.

L'huile de schiste, qui provient de la distillation des schistes bitumineux et de la houille, donne une lumière très-belle, très-pure, presque blanche, et coûte bon marché; mais elle répand une odeur assez forte, qu'on parvient cependant à faire disparaître par la purification.

L'huile de pétrole ou le pétrole (*petrolæum*, huile extraite de la pierre) est une huile qui sort en sources abondantes de certains gisements houillers ou bitumineux, surtout en Amérique, où elle est exploitée sur une très-grande échelle depuis 1860.

« Tandis qu'avec la lampe ordinaire et la bougie, certaines nuances échappent le soir, dit M. Tresca, le bleu, le vert, le jaune et le rose se voient parfaitement avec l'éclairage par l'huile de schiste ou de pétrole. »

L'huile de pétrole varie beaucoup suivant les terrains d'où elle sort, suivant les distillations et les épurations préalables qu'on lui a fait subir.

Les huiles d'éclairage tirées du pétrole, lorsqu'elles sont bien épurées, ne doivent pas s'enflammer à l'approche d'une allumette. Celles qui s'enflamment à peu près comme le gaz sont dangereuses, et peuvent faire explosion. Il est inutile de dire que ce sont ces huiles inflammables qui ont servi aux incendies de Paris au mois de mai 1871.

Même pour les huiles de pétrole épurées, il faut l'emploi de certaines lampes spéciales construites différemment des lampes à huiles végétales. Ces lampes sont plus simples, sans appareil d'horlogerie, à mèche plate ou creuse; il en existe de plusieurs types différents, qu'il serait trop long de décrire en détail.

« Nous croyons utile, dit la *Gazette de Liége*, de prémunir le public contre l'emploi des pétroles mal raffinés qu'on rencontre dans le commerce.

« L'huile minérale, imparfaitement raffinée, contient un principe très-inflammable et très-volatil, qui, par suite de la chaleur, se volatilise facilement et forme avec l'air du réservoir de la lampe un mélange dont la moindre étincelle suffit pour provoquer l'explosion, en répandant au loin le liquide enflammé.

« Il y a toutefois un moyen facile de reconnaître le pétrole mal raffiné : il suffit d'en mettre une petite quantité dans un vase quelconque et d'en approcher une allumette. L'huile convenablement raffinée ne s'enflamme pas; bien plus, l'allumette s'éteint si on la jette dans le liquide; le pétrole mal raffiné, au contraire, prend feu facilement. Tout le monde peut faire cet essai sans s'exposer au moindre danger.

« On doit faire encore observer qu'il est toujours dangereux d'éteindre une lampe en soufflant. On trouve maintenant dans le commerce des lampes qu'on peut éteindre au moyen d'un couvercle qui vient recouvrir la mèche quand on tourne un bouton. »

Voici d'utiles instructions relatives à l'usage de l'huile de pétrole.

1° Conserver l'huile dans des bouteilles bouchées et dans un endroit frais;

2° Se servir exclusivement de lampes dont le réservoir d'huile sera à la base, c'est-à-dire abandonner toutes les lampes en forme de boule, plaçant l'huile très-près de la flamme;

3° Nettoyer et préparer la lampe durant le jour et non pas à la lumière artificielle, pour éviter les chances d'inflammabilité;

4° La remplir complétement d'huile, même lorsqu'elle ne devra être allumée que peu de temps;

5° Pour allumer, élever la mèche un peu au-dessus de la capsule et y mettre le feu; la redescendre et ajouter le verre; la remonter de nouveau, mais très-lentement et sans la faire entrer dans l'orifice de la capsule, que la flamme seule doit traverser.

6° Veiller à ce que la lampe ne devienne jamais complétement vide pendant qu'elle brûle;

7° Dans le cas où l'huile serait sur le point d'être épuisée, éteindre la lampe comme il a été indiqué plus haut au moyen d'un couvercle formant éteignoir, et la laisser refroidir avant de l'ouvrir pour la remplir; faire ensuite cette opération en se gardant bien d'approcher la lampe d'une lumière quelconque;

8° Lorsqu'un verre vient à casser, éteindre de la même manière que ci-dessus et laisser refroidir la garniture;

9° En cas d'accident, jeter le liquide enflammé, répandre dessus du sable, de la terre ou des cendres (car l'eau n'a pas d'action sur le pétrole enflammé pour l'éteindre), et appliquer sur les brûlures du corps, en attendant l'arrivée du médecin, de l'huile végétale.

Éclairage au gaz[1]. — Le gaz employé pour l'éclairage est le même que celui qu'on emploie pour le chauffage.

L'éclairage par le gaz est très-brillant, mais il offre deux dangers : 1° l'asphyxie par l'altération de l'air, quand il se produit une fuite de gaz dans un lieu fermé et habité (chambre, magasin[2]); 2° les explosions, si l'on entre avec

1. L'éclairage au gaz fut découvert en 1800 par un Français, Philippe Lebon, qui, voyant sa découverte repoussée en France, alla la porter en Angleterre. Londres fut éclairé au gaz dès 1812, et Paris en 1820 seulement.

2. On lisait dans plusieurs journaux parisiens du 6 mars 1870 :

« Les sieur et dame N..., demeurant à la Villette, avaient établi provisoirement la chambre à coucher de leurs deux fils dans une pièce qui,

une allumette ou une bougie dans une pièce contenant au moins un onzième de gaz provenant d'une fuite et mélangé à l'air ordinaire. Aussi la recherche d'une fuite de gaz au moyen du flambage, c'est-à-dire en promenant le long des tuyaux une bougie allumée, a été formellement interdite et remplacée par une lanterne spéciale qu'on peut voir chez tous les gaziers.

L'éclairage au gaz, qui est très-éclatant, développe beaucoup de chaleur et absorbe une grande quantité d'air respirable, est nuisible à la santé et à la vue quand on l'emploie dans des espaces étroits, mal aérés, et sans amortir son éclat au moyen de réflecteurs. Il convient surtout dans les grands espaces, les rues, les places publiques, les cours, les escaliers, les grands vestibules. Cependant il est aussi employé dans les ateliers et les magasins, et même dans les habitations privées. Le docteur Vernois le préfère aux lampes pour l'éclairage des lycées[1], moyennant certaines précautions, telles que des becs moyens et le renouvellement de l'air.

Règles hygiéniques. — En résumé, au point de vue de l'hygiène, les meilleurs procédés d'éclairage dans l'intérieur des habitations sont les lampes à huile végétale et les bougies, ou le gaz avec certaines précautions.

pendant la journée, est à usage de bureau, et où se trouve un appareil d'éclairage par le gaz, composé d'une lampe à deux becs. Il y a quelques jours, cette lampe dut être réparée et on démonta l'appareil; mais, en procédant à cette opération, on oublia de bonder l'orifice des conduits de gaz. Le soir venu, les enfants N..., dont l'aîné avait dix-sept ans et le cadet quatorze ans, se couchèrent tranquillement comme à l'ordinaire; mais, pendant la nuit, les vapeurs délétères d'hydrogène carboné envahirent la chambre à tel point que les deux malheureux jeunes gens furent suffoqués avant même d'avoir pu appeler au secours. Le lendemain matin, lorsque Mme N... entra pour embrasser ses enfants, elle ne trouva que deux cadavres; les fils N... avaient passé, presque sans transition, du sommeil à l'asphyxie. »

1. Rapport sur l'Hygiène des lycées.

Comme l'éclairage verse de l'acide carbonique dans l'air, en échange de l'oxygène qu'il y prend, il faut que l'air de la pièce puisse se renouveler facilement non-seulement par les fentes des portes et des fenêtres et par le tirage de la cheminée, mais encore au moyen de ventilateurs ou d'ouvertures qui laissent circuler l'air librement. Ces précautions sont surtout nécessaires avec l'emploi du gaz, dont les fuites sont assez fréquentes et se reconnaissent à l'odeur.

Quant aux effets de l'éclairage sur la vue et aux précautions à prendre, on se reportera à l'hygiène des sens (*Cinquième leçon*).

Causes d'insalubrité des habitations. Propreté. — Les principales causes d'insalubrité des habitations proviennent du défaut d'aération et de propreté. Les moyens d'y remédier sont résumés dans les instructions suivantes concernant la salubrité des habitations, publiées au mois d'octobre 1870 par le Comité d'hygiène publique :

« *Causes de l'insalubrité des appartements.* — L'air des habitations est principalement vicié par les causes suivantes : le séjour de l'homme et des animaux, la combustion des différentes matières employées au chauffage et à l'éclairage, les fuites de gaz, la stagnation et la décomposition des urines, des eaux ménagères, des immondices de toutes sortes, etc.

« Les effets produits par l'altération de l'air des habitations sont toujours graves. Le défaut d'aération et de propreté est une des principales causes des épidémies qui peuvent se développer dans une grande agglomération d'hommes.

« *Moyens d'assurer la salubrité des appartements.* — Ces résultats ne peuvent être obtenus que de la manière suivante :

« Il est important que le nombre des lits placés dans les chambres à coucher soit proportionné à la dimension de ces chambres, de telle sorte qu'il y ait au moins quatorze mètres cubes d'air par personne, indépendamment des moyens de ventilation.

« Ne pas coucher en grand nombre dans la même chambre, surtout dans la pièce servant de cuisine.

« Renouveler l'air des appartements, en ouvrant de préférence les fenêtres exposées au soleil, et, s'il y a lieu, se couvrir de vêtements chauds, afin de pouvoir aérer plus largement sans avoir à craindre l'action du froid.

« L'ouverture des fenêtres après le lever, les lits étant découverts, et pendant le balayage, est une mesure nécessaire de salubrité.

« Ne jamais brûler du charbon dans un réchaud à l'intérieur des appartements, ni dans les corridors, à moins qu'on ne le place dans l'âtre d'une cheminée ou sous la hotte d'un fourneau, par où puissent s'échapper la fumée et les gaz provenant de la combustion.

« Entretenir soigneusement la propreté des corps par des lavages et des bains. Changer suffisamment de linge et nettoyer autant que possible les autres vêtements. Éviter l'accumulation du linge sale en lavant ou donnant à laver au fur et à mesure.

« Ne point garder des viandes qui commencent à se corrompre; laisser au dehors, à l'air libre, les provisions et particulièrement les fromages qui exhalent une mauvaise odeur.

« Il faut balayer fréquemment, non-seulement les pièces habitées, mais encore les escaliers, corridors, cours et passages, en ayant soin de gratter les dépôts de terre et immondices qui résistent à l'action du balai.

« Les parties carrelées, dallées ou pavées doivent être, en outre, lavées le plus souvent possible, et surtout bien essuyées après le lavage. Il est bon d'ajouter à l'eau des désinfectants. Le lavage, lorsqu'il entraîne à sa suite un état permanent d'humidité, est plus nuisible qu'avantageux.

« Nettoyer fréquemment, avec le plus grand soin, les siéges et cuvettes des lieux d'aisance, les plombs destinés aux eaux ménagères, les rigoles, ruisseaux et gargouilles.

« Enfermer les ordures, débris d'aliments, résidus de cuisine, dans des seaux ou autres vases clos, pour les jeter chaque jour dans les tombereaux qui doivent les emporter.

« Il est très-important de ne pas laisser accumuler les eaux ménagères dans l'intérieur des habitations. Il faut bien se garder de refouler à travers les ouvertures de la grille, qui se trouve au fond des cuvettes destinées à l'accumulation de ces eaux, les fragments solides dont l'accumulation ne tarderait pas à produire l'engorgement des tuyaux. Lorsque les eaux exhalent une mauvaise odeur, on doit les désinfecter.

« Une des pratiques les plus fâcheuses dans les usages domestiques, c'est celle de vider les urines dans les plombs d'écoulement des eaux ménagères. »

Vêtements; modifications selon les âges, les saisons, les climats, le temps. — Il faut considérer dans les vêtements leur tissu, leur couleur, leur substance et leur forme.

Les tissus lâches, à mailles larges, conservent mieux la chaleur que les tissus serrés.

Les vêtements de couleur blanche conservent mieux la chaleur que ceux de couleur foncée. Aussi le pelage des animaux est d'autant plus clair qu'ils habitent des pays plus froids (ours blancs, rennes blancs, etc.).

Les étoffes de laine sont plus chaudes que celles de coton, et celles de coton plus chaudes que celles de fil.

La forme des vêtements varie suivant les pays, la mode, la profession, la forme des parties du corps. On doit veiller à ce que les vêtements ne soient ni trop larges (au moins en hiver) ni trop serrés.

Les manches trop larges au poignet, les pantalons trop ouverts sur la cheville du pied, les vêtements trop ouverts au niveau du cou, etc., laissent entrer le vent le long des bras, des jambes, de la poitrine, ce qui peut amener toutes les maladies produites par le refroidissement et mentionnées plus haut.

Les cravates trop serrées amènent des maux de tête et même des congestions cérébrales; les jarretières trop serrées, en gênant le retour du sang, amènent la dilatation des veines ou les varices, avec toutes leurs fâcheuses conséquences.

Les pantalons trop serrés à la ceinture ont le double désavantage de comprimer l'estomac d'abord (ce qui gêne beaucoup les digestions), et aussi tout le paquet des intestins, ce qui peut amener de graves accidents, tels que les hernies ou la sortie des intestins sous la peau du pli de l'aine. Ces hernies se produisent aussi par des efforts ou par l'exercice du cheval, dans lequel le ventre est pressé entre la selle et la ceinture. On évite ces accidents en portant des bretelles, qui permettent de ne pas serrer la ceinture du pantalon. Quand les bretelles sont souples et élastiques, elles se prêtent à tous les mouvements du corps sans les gêner, et elles n'entravent ni la liberté de la respiration ni le développement de la poitrine. Rien n'est plus mauvais pour la santé que de remplacer les bretelles par une ceinture serrée pour retenir le pantalon, comme les ceintures étroites en cuir si souvent employées à cet usage.

Il faut encore prendre garde aux chaussures trop étroites ou mal faites, qui amènent les cors, les durillons, oignons, œils-de-perdrix, etc.

Les bonnets de laine sont une mauvaise coiffure et peuvent amener la chute des cheveux. La laine mange les cheveux, disent les paysans des Pyrénées et des Landes, que le béret de laine rend chauves de bonne heure. Les coiffures légères sont les meilleures : les Turcs et les militaires doivent la perte de leurs cheveux à leur coiffure. Pour conserver sa chevelure, il faut se couvrir la tête le moins possible.

Les étoffes teintes en vert avec des sels arsenicaux, les papiers verts servant à tapisser les murs des appartements ou à fabriquer les fleurs artificielles, peuvent offrir des inconvénients assez sérieux. D'autres couleurs offrent les mêmes inconvénients, notamment les couleurs rouges tirées des produits de la distillation de la houille (aniline, fuchsine, coraline, etc.). Ces substances, qui servent à teindre des bas, des chaussettes (dont on a fait beaucoup de bruit ces dernières années), des chemises, doivent leurs propriétés irritantes à l'acide phénique dont elles sont souvent mélangées. Il vaut mieux s'en abstenir.

Le caoutchouc employé comme vêtement est mauvais, parce qu'il est imperméable. Il gêne la transpiration insensible qui se fait par la peau, et qui est une véritable respiration comme celle du poumon. Sous le caoutchouc, toute l'eau qui s'évapore par la peau se réunit en gouttes, puis en nappe, et l'on étouffe bientôt dans des vêtements trempés de sueur. Les doubles chaussures en caoutchouc produisent le même effet et entretiennent les pieds humides.

Contre la pluie, il vaut mieux employer de simples et légers manteaux ou pardessus, ou des vêtements rendus imperméables par une dissolution d'acétate d'alumine.

Règles hygiéniques pour l'habillement. — Le nombre et l'épaisseur des vêtements doivent être en rapport avec la rigueur de la saison ou du climat. Il semble banal de dire qu'on doit se couvrir chaudement quand il fait froid; mais il est une mode anglaise ou irlandaise que l'hygiène ne saurait approuver, et qui consiste à faire sortir les enfants les jambes nues par les plus grands froids.

En règle générale, on risque beaucoup moins de devenir malade en ayant trop chaud par suite d'un excès de vêtements, qu'en ayant trop froid par l'insuffisance du vêtement. Aussi la flanelle sur la peau pour les gens délicats et sensibles au refroidissement, l'usage du cache-nez, les paletots ou pardessus qu'on revêt en passant d'une pièce chaude dans un air froid ou pour éviter le refroidissement après des travaux qui ont mis le corps en sueur, sont des précautions utiles et même nécessaires.

Ce sont surtout les enfants et les vieillards qui doivent prendre garde au froid et se vêtir chaudement. Dans les saisons froides, dans les climats froids, on doit employer des vêtements de laine; dans les contrées et les saisons chaudes, des vêtements de toile, amples et larges. Une mode des pays chauds, c'est celle des grands chapeaux et de l'ombrelle, même pour les hommes, et l'hygiène approuve complétement cette habitude.

Au printemps et à l'automne, si les journées sont chaudes, les nuits sont froides; et, même d'une heure à l'autre dans la journée, la disparition du soleil ou la violence du vent refroidit l'atmosphère. Il est donc prudent, si l'on est vêtu légèrement, de porter avec soi un pardessus dont on puisse se couvrir aussitôt que le froid reparaît. Il faut beaucoup se défier des brusques variations de température dans ces saisons intermédiaires, où les refroidissements sont très-fréquents et souvent très-dangereux.

Soins du corps. — Les soins du corps ont une importance capitale. Il est indispensable en effet de toujours maintenir très-actives les fonctions de la peau. La peau excrète ou rejette au dehors des matières grasses, de la sueur et de l'épiderme. La sortie de ces substances, qui dégage les organes intérieurs et contribue puissamment à l'entretien de la santé générale, est favorisée par les soins de propreté, et notamment par les lotions, les ablutions, les bains, et certains cosmétiques. Un exemple frappant donnera une idée de l'importance des fonctions de la peau.

Un physiologiste français, nommé Fourcault, raconte[1] que, dans une ville d'Italie, à l'occasion de la célébration d'une fête, on avait organisé une grande cavalcade. Le cortége était nombreux, et en tête de ce cortége s'avançait un char sur lequel on avait eu l'étrange idée de placer un *enfant d'or*. Un jeune garçon d'une douzaine d'années avait été choisi pour cette singulière représentation; et en exécution du programme convenu, on lui avait très-exactement collé sur tout le corps du papier doré. Le cortége, marchant lentement, mit six heures à parcourir sa carrière; et, une fois le but atteint, quand on voulut délivrer le malheureux patient, on ne rencontra qu'un corps refroidi : cette enveloppe dorée n'était plus qu'un linceul. Profondément émue de ce déplorable événement, la multitude crut au prodige; à ses yeux, une telle mort était un châtiment du ciel, infligé à l'opulence vaniteuse. Fourcault, frappé de ce fait, voulut en éclaircir le mystère. Il institua immédiatement des expériences sur des animaux vivants, chiens, lapins, moutons, chevaux, etc.; et, s'atta-

1. Comptes rendus de l'Académie des Sciences, t. XVI, p. 139-338.

chant à reproduire les conditions dans lesquelles s'était trouvée la malheureuse victime, il les enduisit de résine, de manière à isoler de l'air toute la surface du corps. Refroidissement progressif et mort après sept ou huit heures, alors que la température organique était descendue à 25 degrés à peu près : tel fut le résultat constant, infaillible, de l'épreuve. Depuis, ces expériences ont été souvent répétées, et toujours on a vu que les animaux auxquels on recouvre toute la surface du corps d'un enduit imperméable (vernis, dissolution de gomme arabique, collodion) meurent au bout de six à huit heures, avec un refroidissement considérable.

On comprendra, d'après cela, l'utilité de nettoyer la peau au moyen des lotions, des ablutions, des bains, et des cosmétiques.

Cosmétiques. — On désigne sous le nom de cosmétiques toutes les substances employées pour les soins de la peau, comme les vinaigres de toilette, les fards, les pommades, les essences, les pâtes d'amandes, les savons, etc.

Disons tout de suite que les cosmétiques en général, c'est-à-dire tous les produits de la parfumerie, ont plus d'inconvénients que d'avantages. Toutes les époques où la parfumerie a été en honneur ont été des époques efféminées. Ajoutons d'ailleurs que, pour la peau même, la plupart de ces cosmétiques lui font plus de mal que de bien. Le meilleur et le premier de tous les cosmétiques, c'est l'eau pure. Les lotions et les ablutions, c'est-à-dire le lavage des mains et de la figure, sont nécessaires au moins une fois par jour. Mais on joint souvent à l'eau l'emploi du savon pour mieux nettoyer la peau et la débarrasser de toutes les souillures. Le savon convient à tous les soins de la toilette, soit pour la peau des mains, soit pour celle du visage, soit pour le nettoyage des cheveux, soit pour les bains partiels ou généraux. Il peut remplacer tous les autres cosmétiques.

Pour le lavage de la figure, on emploie indifféremment l'éponge ou la serviette; l'éponge est plus douce à la peau, et on la préfère pour les enfants.

Pour les cheveux, les meilleurs préceptes à indiquer, c'est de les porter courts, surtout s'ils menacent de tomber, de les faire couper environ tous les mois, et de les couvrir le moins possible. On doit les peigner et les brosser tous les jours; car là encore la propreté est la première condition de la santé. Il faut employer le moins possible les pommades, qui souvent font tomber les cheveux; les lotions savonneuses ou alcooliques sont beaucoup préférables[1].

Chez les élèves des lycées et des écoles il faut surveiller de très-près l'état de la chevelure. Le docteur Vernois[2], en parlant de certaines maladies parasitaires très-contagieuses, comme l'herpès tonsurant, la teigne faveuse, etc., dus à des végétaux microscopiques, ajoute : « On comprend quel soin il faut apporter dans la toilette des jeunes enfants, dans la propreté de leurs peignes et dans la surveillance toute particulière du moindre bouton observé sur le cuir chevelu. Le renvoi à l'examen immédiat du médecin peut arrêter le mal dès son apparition. Surveiller l'état des peignes. Chaque élève doit avoir le sien. Recommander, au point de vue de l'herpès tonsurant, de la teigne, de signaler au médecin tout élève ayant des boutons sur le cuir chevelu. »

Les insectes parasites de la tête, les poux, puisqu'il faut les appeler par leur nom, sont toujours engendrés par la malpropreté. On les rencontre surtout chez les enfants. Un préjugé ridicule et dégoûtant veut qu'on les respecte, *parce qu'ils font sortir les mauvaises humeurs,* et qu'en les sup-

1. C'est d'ailleurs le fond de la composition de toutes les eaux pour les cheveux. Une des plus célèbres, *l'eau athénienne,* est composée d'eau de roses, d'alcool, de potasse perlasse et de bois de sassafras ou de Panama, qui rend l'eau mousseuse comme le fait le savon (Piesse et Réveil, *Parfums et cosmétiques*).

2. *Rapport sur l'Hygiène des lycées.*

primant on risque de donner aux enfants la *màladie des poux rentrés.* Pour détruire rapidement cette vermine, il faut couper les cheveux très-courts, huiler largement toute la tête et peigner les enfants deux fois par jour.

Quant à la barbe, on doit, quand on ne la rase pas, la maintenir dans un grand état de propreté, à l'aide de lavages quotidiens avec de l'eau de savon, secondés de l'action du peigne. Il est bon d'ailleurs de ne pas porter la barbe trop longue, pour pouvoir facilement la tenir propre.

Nous parlerons plus loin des soins à donner aux dents et aux oreilles.

Bains de propreté en général. — Les bains et les ablutions ont, entre autres avantages, celui de débarrasser la peau des résidus laissés à sa surface, soit par la *matière grasse* contenue dans de petites glandes cutanées, soit par l'*évaporation de la sueur,* qui laisse un dépôt de matière saline et de matière animale, soit par la *sécrétion de l'épiderme.*

Les bains tièdes sont par excellence les bains de propreté. Dans ce cas, on peut y ajouter du savon ou de la potasse du commerce (125 à 250 grammes) : ces substances favorisent le détachement des résidus qui salissent la peau. Les bains tièdes sont aussi très-utiles comme calmants, soit à la suite de grandes fatigues, soit dans les cas de surexcitabilité nerveuse. A défaut de baignoire, on peut employer tout autre vase de dimensions suffisantes, tantôt un tonneau défoncé, tantôt une cuve à lessive, recouverte d'un drap solidement fixé, qui trempe dans l'eau et sert de siége élastique au baigneur.

Il faut prendre garde aux refroidissements après le bain, et voilà pourquoi l'on recommande de s'en abstenir dans les grands froids de l'hiver, ou du moins de n'en user alors qu'avec de grandes précautions.

L'emploi du linge de corps, qui prit naissance vers le quinzième ou le seizième siècle, a rendu les bains moins nécessaires chez nous que chez les anciens. Cependant on ne saurait trop les recommander, comme tous les autres soins de propreté. Qu'on se souvienne toujours bien d'une grande vérité, c'est que la propreté est la première condition de la santé. Les grands bains sont nécessaires au moins une fois par mois[1] ; les bains de pieds, tous les quinze jours[2]. Les personnes grasses ne devront pas abuser des bains chauds, dont l'usage fréquent fait engraisser en relâchant la peau.

Il sera parlé des bains froids à propos de la natation.

TROISIÈME LEÇON.

Aliments. Nature et qualités des divers aliments. Leur appropriation aux âges, aux tempéraments, aux professions, aux climats. Conditions d'une bonne digestion. — Conserves alimentaires; altérations et falsification des aliments. Régime alimentaire.

Aliments. — Les aliments sont destinés à refaire du sang, et le sang à réparer les pertes éprouvées par le corps. Notre corps, en effet, s'use tous les jours comme une machine qui fonctionne, avec cette différence que nos organes réparent leur usure au moyen de l'alimentation.

Mais si les aliments sont une nécessité pour l'existence, leur mauvais usage ou leur mauvaise qualité sont facilement nuisibles. Aussi faut-il connaître les préceptes de l'hygiène à ce sujet.

On classe souvent les aliments, suivant leur composition chimique, en trois groupes : aliments albuminoïdes, aliments gras, aliments féculents. Mais comme une même substance alimentaire contient souvent plusieurs sortes

1. MM. Becquerel, Vernois.

2. M. Becquerel; M. Vernois dit même qu'il faut donner un bain de pieds trois fois par mois, au moins.

d'aliments simples, il est plus juste d'examiner les aliments complexes dans leur ensemble, puisqu'ils sont introduits dans le corps sous cette forme et non pas décomposés par la chimie.

Les principaux aliments servant à la nourriture de l'homme sont : la chair des animaux (viande de boucherie, porc, volaille, gibier, poissons), les œufs, le lait, les légumes verts ou herbacés, les légumes farineux, et les matières grasses ou huileuses. Quant aux boissons, ce sera le sujet de la leçon suivante.

Viande de boucherie. — La *chair des animaux* ou *viande* est l'aliment le plus nourrissant. Les viandes qui tiennent le premier rang comme pouvoir nourrissant sont le bœuf et le mouton.

On mange à peu près toutes les parties des animaux, la cervelle, la langue, le foie, les rognons, etc.; mais aucune de ces parties, comme valeur nutritive et comme facilité digestive, ne vaut la chair musculaire, ou viande proprement dite.

On distingue encore dans un même animal diverses qualités de viande, suivant telles ou telles parties qui sont plus ou moins tendres. C'est ce qu'en terme de boucherie on nomme les *catégories* de viande. La première catégorie ou viande la plus tendre est constituée par le *filet*. Le filet est la partie charnue qui est placée à l'intérieur du corps entre le rognon et les côtes : c'est le muscle *psoas*. Le filet est le morceau le plus estimé du bœuf, du mouton et du porc. Le *faux-filet* est également pris le long de l'échine, mais en dehors. C'est la meilleure catégorie après le filet. Les autres catégories de viande servent le plus souvent à faire des ragoûts ou le pot-au-feu pour le bouillon, parce qu'elles ont besoin de cuire longtemps pour être suffisamment attendries.

Le veau et l'agneau sont des viandes peu nourrissantes, comme toutes les viandes de jeunes animaux ; elles provoquent la diarrhée chez quelques personnes. Elles conviennent cependant à certains estomacs et à certains tempéraments.

La chair du porc est assez nourrissante, mais elle est lourde ou difficile à digérer pour quelques estomacs. Lorsqu'elle a été salée, elle est d'une digestion plus facile. Elle se prête alors à toutes les préparations de la charcuterie, et notamment à la fabrication des jambons. Mais la charcuterie, comme toutes les salaisons, est assez irritante et constitue une nourriture de qualité médiocre, dont il ne faut pas abuser.

Une nouvelle viande de boucherie qui a beaucoup de peine à s'acclimater en France, c'est celle du cheval. Les premières boucheries de cheval ont été ouvertes à Paris au mois de juillet 1866. Depuis lors, on y a consommé environ 2,000 chevaux par an. Pendant le siége, cette consommation s'est élevée à 40,000 environ. Mais l'usage de la viande de cheval n'a guère survécu aux nécessités qui l'avaient fait adopter, et aujourd'hui les boucheries de cheval ont à peu près disparu.

La viande de cheval est pourtant très-saine et très-nourrissante. Mais, pendant le siége de Paris, on consommait des chevaux de luxe, des animaux jeunes et bien portants, tandis que, depuis cette époque, on en est revenu aux bêtes vieilles et usées qu'on livre seules à la boucherie, et dont la viande est beaucoup plus coriace et d'une odeur plus forte. Cette odeur d'ailleurs, qui rapproche beaucoup la chair du cheval de celle du gibier, répugne à plusieurs personnes, qui s'en trouvent imprégnées après avoir fait usage de cette nourriture.

Volaille. — Le dindon, l'oie, le canard, ont une chair assez nourrissante. Le poulet, plus délicat et plus léger, est en revanche beaucoup moins nourrissant. Il en est de même du pigeon. La volaille convient aux convalescents.

Gibier. — Le gibier à poils (lièvre, chevreuil) est en général très-nourrissant et d'une digestion assez facile. Cependant, il ne convient pas à tous les estomacs. Le gibier à plumes (faisan, perdreau, caille) est également facile à digérer, mais il est moins nourrissant. Il en est de même du lapin.

Il y a certains animaux qu'on mange en temps de siége ou de famine, mais dont on n'use guère à l'état ordinaire. comme le chien, le chat, le rat, etc.

En somme, on peut ranger les viandes en deux grandes sections, suivant leur pouvoir nutritif :

1° Les viandes rouges ou viandes brunes : bœuf, mouton, cheval, chevreuil, lièvre, sanglier;

2° Les viandes blanches : porc frais, veau, agneau, lapin, volaille, perdreau, faisan.

Les viandes rouges conviennent surtout aux enfants à l'époque de la croissance et aux hommes qui travaillent beaucoup du corps, c'est-à-dire toutes les fois que les organes ont besoin d'une réparation énergique. Les viandes blanches conviennent dans les cas opposés, chez les jeunes enfants, chez les vieillards, chez les femmes, chez les convalescents.

Le pouvoir nutritif des viandes varie aussi suivant leur mode de préparation. Ainsi, les viandes grillées ou rôties sont très-nourrissantes et très-faciles à digérer; les viandes étuvées ou fricassées, les ragoûts, sont plus difficiles à digérer. Les viandes bouillies sont les moins digestibles et les moins nourrissantes, surtout quand l'ébullition a été longtemps prolongée.

La qualité de la viande varie encore suivant le mode d'élevage et la nourriture des animaux. La chair des animaux qui ont travaillé est plus abondante et plus savoureuse, parce que le travail développe les muscles et les rend plus charnus. Quand on a engraissé les animaux dans les derniers mois de leur existence, la graisse qui infiltre leurs muscles rend leur chair plus tendre.

La nourriture des animaux influe également sur le goût de leur chair. Ainsi, quand les animaux ont mangé certaines herbes très-amères, comme l'absinthe, leur chair en garde le goût; la chair des poulets sent l'ail quand il s'en est trouvé mêlé à leur nourriture; le lapin sauvage ou de garenne, nourri de sauge ou de serpolet, aura le fumet de ces plantes; le lapin domestique ou de clapier, nourri de choux, en garde le goût dans la chair; le mouton qui a brouté des pâturages marécageux a une chair fade et molle; en revanche, l'agneau qui broute les prairies salées voisines de la mer acquiert une chair plus savoureuse, et fournit ces gigots de *pré-salé* qu'on estime par-dessus tous les autres.

La viande tout à fait fraîche est beaucoup plus dure que la viande rassise. La viande fraîche est acide au papier de tournesol; rassise, elle est alcaline, par la présence d'un peu d'ammoniaque développée par un commencement de fermentation, et qui ramollit la fibre musculaire. Aussi certaines personnes, avant de choisir leur viande de boucherie, éprouvent sa fraîcheur à l'aide d'un papier de tournesol. Les viandes grillées doivent être rassises; l'ammoniaque qu'elles contiennent s'évapore par la cuisson. Pour faire du bouillon, au contraire, il faut de la viande fraîche et présentant la réaction acide au papier de tournesol.

Bouillon. — Le bouillon est une ressource importante pour l'alimentation. Il contient la partie active de la viande qui a servi à le préparer. On en prépare avec diverses viandes.

Le bouillon de bœuf est un bon aliment, d'autant plus digestible qu'il est plus concentré. Il est souvent utile d'épaissir les bouillons faibles avec des fécules légères. Le thé de bœuf, très-usité en Angleterre, et que beaucoup de médecins prescrivent en France aux convalescents, est une infusion de filet de bœuf coupé menu après avoir été débarrassé de la graisse et des tendons. Il est encore plus digestible que le bouillon et convient aux estomacs très-délicats.

Les jus de viandes sont aussi très-nourrissants et très-faciles à digérer.

Le bouillon de poulet se donne dans les convalescences. Il nourrit peu, et se digère facilement quand on n'en prolonge pas l'usage.

Le bouillon de veau est très-peu nourrissant et fatigue rapidement l'estomac. On l'emploie plutôt comme tisane émolliente ou adoucissante que comme aliment. Il en est de même du bouillon de grenouilles et du bouillon de colimaçons.

Poissons. — On comprend sous ce nom les poissons proprement dits, soit d'eau douce, soit de mer, et aussi divers autres animaux dont la plupart vivent dans l'eau, comme les escargots, les huîtres, les moules, les écrevisses, les crevettes, les homards, les langoustes, les grenouilles, les tortues, etc.

La chair des poissons est en général peu nourrissante, mais facile à digérer. L'huître est de tous les poissons le plus léger : c'est un aliment de malade. Le homard, les poissons graisseux comme l'anguille, sont d'une digestion plus difficile. Les poissons de rivière sont moins nourrissants que ceux de mer. Les poissons dont la chair est la plus ferme sont les plus nourrissants : tels sont les saumons, les turbots, les maquereaux, les morues, etc. Quant aux poissons salés, comme la morue, le hareng, ou marinés, comme le thon, l'anchois, la sardine, il faut en user modérément ; jamais ils ne valent le poisson frais.

Certains poissons, surtout les moules et les crevettes, produisent quelquefois une rougeur vive à la peau et même des éruptions assez incommodes, mais presque toujours passagères.

A l'exception des huîtres, qu'on mange ordinairement crues, tous les poissons se mangent soit cuits au court-bouillon, soit grillés, soit frits.

Œufs. — Les œufs les plus employés dans l'alimentation sont ceux de poule. Ceux de canard, de dindon et d'oie sont aussi fort bons; mais ils sont plus rares.

Les œufs sont un aliment nourrissant et réparateur, insuffisant pour les gens qui se livrent à un exercice musculaire énergique, mais convenant très-bien aux femmes, aux enfants, aux gens sédentaires, aux convalescents. A poids égal, ils sont plus nourrissants que le lait. On les accommode de plusieurs façons, soit en omelette (ce qui est une des meilleures préparations et des plus ordinaires), soit sur le plat, soit cuits à la coque, soit durcis complétement et assaisonnés en salade avec de l'huile et du vinaigre, etc.; ils sont plus difficiles à digérer quand ils sont durs.

Les œufs employés pour l'alimentation doivent être parfaitement frais, c'est-à-dire conservés sans altération.

Lait, beurre, fromage. — Le lait est la nourriture par excellence des enfants nouveau-nés. On emploie dans ce cas soit le lait de vache, soit le lait d'ânesse, soit le lait de chèvre. Le lait de chèvre est très-employé pour remplacer le lait d'une nourrice : on prétend qu'il rend les enfants plus vifs.

Une cause qui influe sur la composition et les effets du lait, c'est la nourriture de l'animal. Ainsi le lait des vaches est parfois purgatif, par l'effet de la gratiole qu'elles ont mangée. De même, quand ces animaux mangent de l'absinthe, leur lait et leur chair contractent une amertume remarquable.

Un des emplois les plus habituels du lait, en dehors de l'allaitement des enfants, c'est comme premier repas, le matin, soit avec du chocolat, soit avec du café. C'est un déjeuner très-hygiénique, quand les éléments qui le composent sont de bonne qualité. Le café au lait, proscrit par plusieurs médecins parisiens, ne doit les inconvénients qu'on lui reproche qu'à la mauvaise qualité du lait et du café employés.

Le beurre est surtout employé comme assaisonnement en cuisine; c'est par excellence une matière grasse. Le beurre frais est préférable au beurre salé. Pris en grande quantité, le beurre est laxatif : il purge doucement.

Le fromage s'emploie comme complément du repas. On en distingue deux sortes principales : les fromages doux ou fromages frais, comme le fromage blanc à la crême, le fromage de Neufchâtel ou *petit suisse;* et les fromages fermentés, comme ceux de Gruyère, de Roquefort, de Brie, etc., et les fromages de ménage. Les vieux fromages produisent souvent dans la bouche une irritation pareille à celle de la moutarde et qui doit en faire cesser l'usage.

Légumes verts. — Les légumes verts ou végétaux herbacés comprennent les salades (chicorée, laitue, pissenlit, etc.), les épinards, les choux, les asperges, les haricots verts, les artichauts, les salsifis, les panais, les navets, les carottes, etc.

Tous ces légumes sont peu nourrissants, mais ils varient l'alimentation et combattent l'effet trop échauffant des viandes seules.

Quant aux herbes proprement dites, soit crues (comme les salades), soit cuites (comme les épinards, la chicorée, l'oseille, la laitue), elles servent à compléter l'alimentation, et surtout à prévenir la constipation. A ce seul titre, elles doivent faire partie de toute alimentation bien entendue. Mais les herbes seules seraient une nourriture insuffisante, surtout pour ceux qui se livrent à de grands travaux musculaires.

Légumes farineux. — Parmi ces aliments, les plus utiles à l'homme sont le blé et la pomme de terre.

Le blé sert à faire le pain, qui est, à juste titre, d'un usage général. Sa matière azotée (fibrine végétale) est la plus nourrissante parmi les substances végétales. Cependant il ne peut suffire à l'alimentation, et la nourriture exclusive par le pain amènerait l'affaiblissement général du corps.

La pomme de terre ou parmentière (du nom de Parmentier, qui a employé sa vie à la propager) est, avec le blé, la production la plus utile à l'alimentation. Elle peut se prêter à mille préparations alimentaires différentes. Elle peut remplacer, ou à peu près, le pain comme aliment. Les Anglais mangent presque uniquement avec leurs viandes de la pomme de terre en guise de pain.

Les autres aliments farineux, comme le riz, l'orge, le maïs, les légumes secs (haricots, pois, lentilles, etc.), servent à compléter et à varier l'alimentation; mais ils ont un effet commun quand on en abuse : ils se transforment en graisse dans le corps et produisent l'obésité.

Fruits. — Les fruits acides ou sucrés (cerises, groseilles, fraises, framboises, abricots, pêches, prunes, pommes, poires, melons, etc.), sont très-utiles dans les grandes chaleurs de l'été comme aliments rafraîchissants; mais leur abus amène souvent la diarrhée. Cet effet se produit surtout quand on mange des fruits verts ou incomplétement mûrs. On se défie assez du melon sous ce rapport; on ne se défie pas assez des prunes qui sont encore à moitié vertes, et qui produisent souvent non-seulement la diarrhée, mais encore le flux de sang ou dyssenterie. En revanche, les fruits cuits en compote avec du sucre perdent ces propriétés irritantes sur l'intestin.

Les fruits servent à faire les confitures, dont l'abus est très-mauvais pour les dents par l'effet du sucre qui y est contenu. A ce titre, toutes les sucreries doivent être presque complétement proscrites chez les enfants.

Matières grasses. — On range dans ce groupe les graisses animales, comme le beurre, le lard, la graisse de bœuf, de veau, de porc, de mouton, d'oie; les huiles végétales, comme l'huile d'olive, l'huile d'œillette, l'huile de faîne (la faîne est le fruit du hêtre), l'huile de noix, etc.; et les fruits huileux, comme les olives, les pistaches, les noix, les noisettes, les amandes, le cacao.

Les graisses animales servent à faire des ragoûts et des fritures. Ces préparations culinaires ne conviennent pas à tout le monde et engendrent souvent des aigreurs d'estomac.

Les huiles végétales servent à faire les salades; on les emploie aussi quelquefois dans les ragoûts, surtout en Provence, où l'huile d'olive est beaucoup plus commune que le beurre.

Les fruits huileux se mangent soit comme hors-d'œuvre, soit au dessert. Un des plus importants, le cacao, après avoir été grillé, devient la base d'un aliment très-précieux, le chocolat.

Chocolat. — Le cacao renferme le tiers de son poids de matière albuminoïde ou de fécule, et la moitié de son poids de beurre. Converti en chocolat par l'addition du sucre, il réalise le type d'un aliment complet.

Le chocolat nous est venu du Mexique : il fut, dit-on, introduit en France vers le milieu du seizième siècle; mais le goût en fut surtout répandu chez nous par Anne d'Autriche, et plus tard par le cardinal de Richelieu, par le Régent et par Marie-Antoinette. Aujourd'hui tout le monde en fait usage. Il est surtout employé cuit, pour le déjeuner, soit pur, soit avec du lait. Pourtant, tous les estomacs ne supportent pas également bien le chocolat. C'est pour le rendre plus facile à digérer qu'on y ajoute souvent des aromates, de la vanille en France, de la cannelle en Espagne.

Le chocolat, soit cru, soit cuit, est un aliment très-précieux dans beaucoup de circonstances. Au siége de Paris (1870-1871), alors que toutes espèces de vivres étaient si rares, le chocolat était encore assez abondant, et bien des personnes en ont fait leur nourriture presque exclusive pendant plusieurs semaines. Les voyageurs ont souvent avec eux une petite provision de chocolat, qui leur offre une excellente ressource à défaut d'autres vivres. Pendant le siége de Paris, aux avant-postes, le chocolat a rendu bien des services ; et nous nous souvenons personnellement de n'avoir eu, à la bataille de Montretout, le 19 janvier 1871, aucune autre espèce de nourriture pendant trois jours. C'est le cas, ou jamais, d'avoir la reconnaissance de l'estomac.

Champignons et truffes. — Nous ne pouvons passer en revue tous les aliments ; il en est cependant qui offrent un certain intérêt, à cause des accidents qu'ils peuvent produire. Tel est le cas des champignons. Les champignons de bonne qualité servent d'assaisonnement agréable pour divers plats. Mais il se rencontre plusieurs espèces vénéneuses, et qui causent encore chaque année de nombreux empoisonnements mortels. Il faut donc y prendre garde sérieusement. On trouvera plus loin ce qui concerne les champignons vénéneux.

La truffe est un champignon souterrain, très-aromatique, et dont l'odeur est beaucoup plus agréable que la saveur. C'est d'ailleurs un mets de luxe, et qui ne peut servir à l'alimentation ordinaire à cause de son prix élevé.

Les truffes sont un aliment sain, agréable, de facile digestion, à condition qu'on en mange modérément et après les avoir bien divisées par la mastication. Les indigestions qu'on leur attribue sont souvent dues, soit aux grands repas dans lesquels elles figurent, soit aux aliments lourds qu'elles parfument, comme les poulardes et le pâté de foie gras.

Appropriation des aliments aux âges, aux tempéraments, aux professions, aux climats. — Tous les aliments ne conviennent pas également bien dans toutes les circonstances ; aussi faut-il faire dans leur emploi un certain nombre de distinctions, et notamment suivant les âges, les tempéraments, les professions et les climats.

1° **Ages.** — Les enfants ont besoin d'une alimentation très-substantielle, parce qu'il leur faut des matériaux pour leur accroissement, et parce que leur activité musculaire (les jeux, le mouvement, l'exercice) augmente encore chez eux le besoin de réparation, c'est-à-dire l'appétit. On connaît l'appétit effrayant des enfants de quinze ans. Il faut donc leur donner une nourriture abondante (quatre repas par jour), mais il ne faut leur donner ni café ni alcooliques[1].

« Chez les enfants, dit Becquerel, les repas doivent être multipliés et séparés par un intervalle moins considérable que chez les adultes; chacun d'eux doit être moins abondant. Les stimulants de toute sorte doivent être rejetés pour les enfants, et on doit s'arranger de manière à ne jamais satisfaire trop complétement leur appétit.

« Dans l'âge adulte, le régime mixte est celui qui doit être employé.

« Dans la vieillesse, la nourriture doit être modérée, peu abondante, mais surtout composée de viandes facilement digestibles. On peut permettre l'usage de vins généreux en très-petite quantité. Si l'on peut décider les vieillards à prendre de l'exercice avant et après les repas, mais surtout après, on leur rend un grand service. »

2° **Tempéraments.** — Les individus qui ont le tempérament sanguin et les goutteux doivent avoir un régime sobre et frugal, user très-modérément de la viande et des légumes farineux, préférer les végétaux herbacés, les fruits, le laitage, et s'abstenir de liqueurs alcooliques; mais ils peuvent prendre du café.

1. Le chiffre réglementaire de la viande distribuée par repas aux élèves des lycées est de 80 grammes pour les élèves des divisions inférieures et de 100 grammes pour la division supérieure. Quant au pain, on l'accorde généralement à discrétion. Les élèves font quatre repas par jour, le déjeuner du matin, le dîner de midi, le goûter de quatre heures, le souper de huit heures. A part le goûter, composé de pain sec, tous les autres repas ont été réglés par des décisions ministérielles.

Les personnes d'un tempérament bilieux doivent également préférer le régime végétal rafraichissant au régime animal, s'abstenir de substances grasses ou farineuses, d'assaisonnements irritants, de liqueurs alcooliques, et ne pas trop prendre de café.

Les gens d'un tempérament nerveux doivent user d'une nourriture fortifiante, également mélangée de viandes et de végétaux. Ils doivent absolument s'interdire le café.

Les personnes d'un tempérament lymphatique sont celles à qui le régime de la viande convient le mieux. Elles n'useront que très-modérément des végétaux herbacés ou farineux. Le vin pur et le café leur sont très-utiles.

Enfin la nourriture doit être proportionnée à l'énergie fonctionnelle de l'organisme. Ainsi un homme petit, faible, délicat, a besoin de moins d'aliments qu'un homme grand, fort et robuste; la femme a besoin de moins d'aliments que l'homme; le vieillard, moins que l'adulte.

3° **Professions.** — Suivant la fatigue qu'exige une profession, il faut un régime plus ou moins fortifiant.

Le régime animal ou la viande convient surtout aux gens qui se livrent à de grands travaux musculaires. Les viandes les plus saines et les plus nourrissantes sont celle du bœuf et celle du mouton, et en général ce qu'on appelle les viandes brunes. Les viandes blanches, comme celle du veau, de l'agneau, de la volaille, sont peu nourrissantes. Le régime animal est nécessaire aux ouvriers [1], surtout dans les villes, où l'on a besoin d'une nourriture

1. Les ouvriers font beaucoup plus de travail quand ils sont plus exclusivement nourris de viande. On a pu en juger dans des travaux faits en commun par des ouvriers français et par des ouvriers anglais, notamment à la fonderie de Charenton et dans la construction du chemin de fer de l'Ouest; dans ces circonstances, en donnant aux ouvriers français la même quantité de viande qu'aux ouvriers anglais, on a pu leur faire produire la même quantité de travail. Pour les hommes, comme pour les animaux, il est impossible de produire une grande somme de travail sans une forte nourriture, sous peine d'épuisement rapide.

beaucoup plus substantielle que dans les campagnes[1]. Au contraire, les hommes sédentaires, qui n'ont pas grande fatigue de corps, doivent user modérément de la viande, dont l'excès produit surtout chez eux la goutte, la gravelle et ses suites, la constipation, les maladies de la peau; mais ils peuvent user des viandes blanches et du régime végétal, qui seraient insuffisants pour les personnes livrées à un travail plus rude.

4° **Climats.** — La quantité et la qualité des aliments doivent encore varier suivant la chaleur du climat. Ainsi, dans les pays chauds l'homme peut être réduit au minimum de nourriture, tandis que c'est dans les climats froids, et lorsqu'on fait de grands efforts musculaires, qu'on est obligé de consommer la quantité la plus considérable d'aliments, et pour résister au froid et pour réparer les pertes causées par l'exercice. En outre, certaines substances, comme les substances grasses, conviennent pour combattre le froid. Mais elles sont nuisibles dans les climats chauds et dans les saisons chaudes; le régime végétal et les fruits sont alors préférables.

Cependant, on aurait grand tort de croire qu'on peut absolument se passer de viande dans les grandes chaleurs de l'été. Ces grandes chaleurs produisent une fatigue, un abattement, un épuisement, un appauvrissement du sang (anémie), qu'il faut combattre par une nourriture suffisamment substantielle, c'est-à-dire par l'usage de la viande à dose suffisante pour réparer les forces de l'organisme.

Enfin, les liqueurs alcooliques et le vin pur, qui conviennent dans les climats froids, sont nuisibles dans les climats chauds; et on doit alors les remplacer par une infusion légère de café, par des boissons rafraîchissantes, comme les limonades faites avec des fruits acidulés (citron, orange, groseilles, cerises, etc.).

1. Trousseau, *Traité de Thérapeutique*.

Conditions d'une bonne digestion. — Les aliments ne peuvent être profitables que si leur digestion s'opère convenablement. Pour que la digestion se fasse bien, il faut deux conditions principales : 1° que les aliments soient bien mâchés ; 2° qu'ils trouvent dans toute la longueur du canal alimentaire des liquides ou sucs digestifs (salive, suc gastrique, bile, etc.), en quantité suffisante pour leur faire subir la transformation chimique qui doit les rendre assimilables, c'est-à-dire absorbables par les veines de l'intestin pour aller se mêler au sang dont ils réparent les pertes en le renouvelant sans cesse.

Pour la mastication, on sait que ce sont les dents qui sont chargées de cette fonction. Elles méritent donc d'être entretenues avec soin.

Les soins qu'exigent les dents pour leur conservation peuvent se résumer de la sorte : éviter les boissons trop chaudes et les boissons trop froides ; ne pas casser avec les dents d'objets durs (noyaux de cerises, de prunes, d'abricots) ; éviter les acides dans la nourriture, et aussi l'abus du sucre, qui se transforme dans la bouche en acide (acide oxalique) ; nettoyer la bouche et les dents avec de l'eau pure tous les matins, et même après chaque repas, pour empêcher le séjour de débris alimentaires qui, en se décomposant, rendent l'haleine fétide et attaquent les dents ; enfin, user de dentifrices qui préservent les dents de la carie.

Tous les dentifrices acides sont nuisibles, parce qu'ils attaquent l'émail des dents. Tous ceux qui contiennent des substances dures, comme de la poudre de corail, usent à la longue l'émail des dents. Un des meilleurs dentifrices, et qui préserve le mieux de la carie, consiste dans un mélange à parties égales de poudre de charbon de bois et de poudre végétale astringente, telle que celle de quinquina ou de racine de fraisier. On y ajoute souvent quelques gouttes d'essence de menthe, qui la rendent encore meilleure. Tous les matins, on mouille dans de l'eau ordinaire une brosse à dents, qu'on trempe ensuite légèrement dans cette poudre, et l'on s'en frotte toutes les dents, au dedans comme au dehors; puis on se rince la bouche à l'eau pure. Cela vaut mieux que tous les élixirs du monde.

Les dents étant ainsi conservées en bon état, on aura soin de bien mâcher la nourriture. La mastication insuffisante produit souvent de mauvaises digestions. Aussi faut-il ne pas manger précipitamment et employer au repas le temps nécessaire. C'est ainsi que dans les lycées, la durée du dîner est d'une demi-heure; celle du souper de vingt minutes au moins.

Quant à la production des liquides organiques nécessaires à la transformation chimique des aliments, et qui sont produits et versés par des glandes spéciales dans l'intérieur de la bouche (comme la salive) ou de l'estomac (comme le suc gastrique), cette sécrétion est augmentée par toutes les substances désignées sous le nom de *condiments* ou d'*assaisonnements*, et c'est là ce qui explique leur utilité réelle, sans justifier pourtant leur abus.

On peut diviser les condiments en trois groupes principaux : les condiments salés, dont le type est le sel; les condiments acides, comme le vinaigre et les légumes qui en sont imprégnés (cornichons, oignons, etc.), et les condiments aromatiques, dont les plus employés sont le poivre et la moutarde. Les condiments conviennent surtout avec les aliments fades comme le veau, le poisson, les viandes blanches, les légumes, ou de digestion difficile comme le porc, et les substances grasses de toute sorte. Les condiments sont surtout employés dans les pays chauds et dans les saisons chaudes pour réveiller l'appétit. Leur abus amène des maladies du foie, de l'estomac, des intestins, et provoque souvent une grande irritation à la peau.

Parmi les substances que n'attaquent pas les sucs digestifs et qui peuvent causer des accidents graves, il faut citer les noyaux de fruits (cerises, prunes, abricots, pêches), qui occasionnent quelquefois dans le corps des désordres mortels[1]. L'habitude, trop commune chez les enfants, d'avaler les noyaux des fruits, peut donc avoir de grands dangers.

Souvent la digestion est troublée quand on se couche trop peu de temps après le repas. Sans être absolue, cette règle ne doit pas être négligée. L'exercice et la marche après le repas, ont une utilité réelle et favorisent la digestion.

Conserves alimentaires. — En dehors des viandes fraîches et des légumes frais, on fait souvent usage, pendant les mois d'hiver ou dans les longs voyages, de légumes, de poissons, de viandes conservés par divers procédés. La qualité de ces aliments varie suivant les procédés employés pour leur conservation. En règle générale, les aliments conservés ne valent pas les aliments frais, et l'on n'use ordinairement des premiers qu'à défaut des seconds.

Le meilleur procédé actuellement connu pour la conservation des substances alimentaires, c'est le procédé d'Appert. Il s'applique également bien aux substances animales et aux substances végétales. Ce procédé est fondé sur le principe de la soustraction à l'air. On enferme la substance à conserver dans des bouteilles à large col, ou mieux dans des boîtes de fer-blanc, et on les met au bain-marie pendant un quart d'heure, à une chaleur de 75 à 100 degrés, pour chasser l'air. Puis on ferme hermétiquement, soit avec du goudron, soit avec une soudure métallique.

Le procédé Appert conserve parfaitement, et avec toute leur fraîcheur, les viandes et toute espèce d'aliments. Des boîtes préparées de la sorte ont été, par les soins de l'amirauté anglaise, envoyées sous les tropiques, ramenées en Angleterre, abandonnées dans les glaces polaires par le capitaine Parry, retrouvées par le capitaine Ross, et ouvertes

1. Le fils unique d'un savant bien connu, M. Louis Figuier, est mort de la sorte il y a quelques années, à l'âge de 18 ans.

seize ans après leur préparation : les viandes qu'elles contenaient étaient excellentes.

Si l'on veut seulement conserver la viande pendant quelques jours, on la coupe par morceaux de 1 à 2 kilogrammes au plus, on entoure les morceaux avec une mousseline fine, on les place dans des vases en terre ou en bois sur un lit épais de charbon réduit en poudre fine, on les saupoudre et on les recouvre de tous les côtés avec du charbon en poudre. Par ce moyen, on peut conserver de la viande de boucherie pendant plus de quinze jours, même par les plus fortes chaleurs. Le charbon agit d'autant mieux que la couche en est plus épaisse (2 à 3 centimètres au moins). La viande peut aussi se conserver sans altération pendant plusieurs jours dans du lait caillé. Mais la viande ainsi conservée n'est jamais aussi bonne que la viande fraîche.

Il existe encore beaucoup d'autres procédés de conservation de la viande, mais applicables seulement en grand dans l'industrie. Le plus ordinaire, même dans les ménages, c'est la salaison, employée en Amérique pour le bœuf et en Europe pour le porc surtout. On y joint souvent le fumage ou boucanage. Les viandes salées ou fumées ne valent jamais les viandes fraîches, et leur usage habituel serait nuisible à la santé.

Le poisson est un des aliments les plus difficiles à conserver dans son état de fraîcheur. Dans les grandes chaleurs, on le garde en l'enveloppant dans la glace. Mais sitôt qu'on veut obtenir une conservation un peu prolongée, on a recours à la salaison, ou bien l'on emploie le procédé Appert. Les conserves de poissons dans l'huile (comme pour le thon, les sardines, les anchois) sont plus hygiéniques que les poissons salés (comme la morue) ou fumés (comme le hareng). Cependant, le poisson frais est toujours préférable.

Les pâtés sont encore un moyen de conserver plus ou moins longtemps la viande de boucherie, le gibier et le poisson. Lorsqu'on veut les garder un peu longtemps, on les recouvre d'une couche de graisse qui les garantit du contact de l'air. Ce mode de conservation de la viande n'a pas une durée indéfinie, et la viande des pâtés un peu vieux peut être nuisible à la santé.

Pour conserver les œufs, il faut les soustraire à l'action de l'air en bouchant les pores de leur coquille. On a proposé beaucoup de moyens; le meilleur est de les tenir plongés dans un *lait de chaux*, qu'on prépare en délayant dans de l'eau, en consistance assez épaisse, de la chaux préalablement éteinte.

Un autre moyen très-simple de conserver les œufs consiste à les frotter avec de l'huile végétale, et de préférence de l'huile de lin. Une couche très-mince étendue avec le doigt sur l'œuf tout entier les conserve frais pendant plusieurs mois. Quoique les œufs ainsi conservés ne soient pas altérés, ils ne valent cependant jamais les œufs fraîchement pondus.

Le lait se conserve d'un jour à l'autre en le faisant bouillir, ou en le tenant dans un endroit très-frais. Cependant le lait est souvent difficile à conserver par ce procédé. Dans l'industrie, on conserve le lait en le concentrant par l'évaporation de l'eau et en y ajoutant du sucre. Un litre de lait concentré renferme la substance de quatre litres de lait frais. Pour s'en servir, on y ajoute quatre fois son poids d'eau. Cette industrie a surtout pris une grande extension en Suisse. Le lait ainsi conservé vaut à peu près le lait frais.

Le beurre se conserve par la salaison ou par la cuisson. Ce sont les deux moyens les plus employés dans les campagnes, où le beurre salé et le beurre fondu font toujours partie des provisions d'un ménage. Le beurre ainsi conservé, quoique de bonne qualité, est toujours inférieur au beurre frais.

Les légumes verts (pois, haricots) se conservent très-bien par le procédé Appert dans des boîtes de fer-blanc bien soudées. Dans les ménages, on peut préparer ces conserves de la façon suivante : remplir des bouteilles à large goulot, les bien tasser, boucher et ficeler; les placer droites dans un four une heure après qu'on en a retiré le pain; les bouteilles sont enlevées du four lorsqu'elles sont refroidies et placées, le goulot en bas, dans la cave ou à une température sèche et froide. On peut également conserver ainsi les cerises, les prunes, etc.

Les haricots verts se conservent aussi par la salaison, en les plaçant dans un pot de grès par couches successives alternées avec une couche de sel. Le sel fond et forme une saumure qui préserve les haricots verts de toute altération. On les dessale avant de s'en servir.

Le pain et les farines sont d'une conservation difficile et seraient impossibles à garder dans les traversées maritimes. C'est pour y suppléer qu'on a imaginé le biscuit de mer, sorte de pain peu cuit, fait avec très-peu d'eau (un dixième seulement du poids de la farine). Ce pain est sec et dur, et encore il s'altère quelquefois par suite de la présence de larves que conserve une partie de la substance farineuse.

Les pommes de terre, les carottes, les betteraves, les navets, se gardent très-bien dans une cave sèche. Souvent on les enterre dans du sable pour les mieux conserver. On peut encore les couper par tranches ou en lanières et les faire sécher au four, puis les conserver dans un endroit sec. C'est ainsi qu'on garde les légumes dont on fait les potages dits à la julienne.

Souvent on met les fruits à conserver dans un endroit frais, comme une cave, sur des planches de sapin ou sur de la paille, en ayant soin, autant que possible, que les fruits ne se touchent pas. Les pommes et les poires se conservent assez bien par ce moyen. Quelquefois on met les poires sur une couche de paille de seigle et on les recouvre de plâtre en poudre. On les entasse ainsi par couches successives dans des caisses, où l'on peut les conserver fort longtemps. Les fruits ainsi conservés sont aussi bons que les fruits frais.

Un moyen employé pour les citrons et les oranges, consiste à les envelopper dans un papier d'étain, comme beaucoup d'autres substances alimentaires (saucisson de Lyon, nougat de Montélimar, fromages superfins, etc.).

Le raisin peut se conserver de plusieurs manières. Une des plus simples consiste à le laisser simplement sécher, suspendu à une corde dans un grenier, en ayant soin de tenir les grappes bien séparées les unes des autres. Le raisin se dessèche un peu et se ratatine légèrement; mais il reste très-agréable au goût et se conserve fort avant dans l'hiver.

Il existe d'ailleurs de nombreux procédés industriels pour la conservation du raisin; voici les principaux : 1° Méthode de M. Rose Charmeux : on coupe le raisin avec un bout de sarment qu'on plonge dans de petites fioles remplies d'eau dont on empêche la corruption par l'addition d'une cuillerée à café de charbon de bois pilé; 2° Méthode des étagères à tiroir : ces tiroirs, à fonds de lattes, sont garnis de lits de paille de seigle ou de fougère, où l'on range les raisins à conserver; 3° Méthode des barils fermés : on suspend les grappes à des traverses de bois disposées dans un tonnelet debout, et on les enterre à mesure dans de la sciure de bois séchée au four; 4° Méthode des sacs de crin : ces sacs sont destinés à empêcher la poussière et les mouches; les raisins ainsi emmaillotés sont laissés sur la treille ou suspendus au grenier. Pour toutes ces conserves, il faut choisir les plus belles grappes, les prendre aux étages supérieurs des treilles, et les cueillir dans la seconde quinzaine d'octobre, par un beau temps et en l'absence de la rosée. Les raisins ainsi conservés sont aussi bons que les raisins frais.

Altérations et falsifications des aliments. — Les aliments sont souvent altérés ou falsifiés, et, dans ce cas, ils sont toujours plus ou moins nuisibles. Il importe donc de connaître les principales altérations ou falsifications des substances alimentaires.

Viandes. — Dans les grandes villes, où l'on exerce à la halle une surveillance active sur toutes les substances alimentaires, et en particulier sur la viande, la viande est réputée malsaine lorsque du sérum (sorte d'eau claire) suinte à sa surface, lorsqu'elle est molle au toucher, lorsque la coupe transversale présente des taches brunâtres ou des infiltrations séreuses, lorsqu'elle répand une odeur ammoniacale ou une odeur aigre, lorsqu'elle se réduit facilement en pulpe par la pression. Ces signes indiquent un commencement de décomposition, et c'est là l'altération la plus fréquente de la viande. A un degré plus avancé il y a putréfaction véritable, et l'odorat la découvre facilement.

Quand les animaux sont morts de maladie, ou abattus étant malades (comme cela est arrivé en France en 1870, 1871 et 1872 pour la peste bovine ou le typhus des bêtes à cornes), on admet généralement que leur chair cuite n'a aucune propriété malfaisante. Cependant il vaut mieux ne pas manger la chair des animaux morts de maladie.

Quant aux animaux morts de la morve ou du charbon, on ne doit les utiliser dans aucune de leurs parties; il faut les enterrer tout entiers et profondément, sinon les insectes ou les animaux carnassiers qui rongent leurs dépouilles transportent et propagent la maladie.

La viande, même quand elle est saine, contient presque toujours des germes d'animaux parasites qui, en se développant, deviennent des vers intestinaux. Ainsi le ténia ou ver solitaire a pour cause l'ingestion de la viande crue ou cuite incomplétement. Les Abyssiniens, qui se nourrissent habituellement de viande crue, ont tous le ver solitaire.

Un autre animal parasite très-dangereux, c'est la trichine, petit ver microscopique multiplié à l'infini dans la chair de certains porcs, surtout en Allemagne. On a observé dans ce pays, depuis une dizaine d'années, plusieurs épidémies de trichinose qui ont fait de nombreuses victimes.

La cuisson suffisamment prolongée tue tous ces animaux

parasites et détruit leurs dangers. Il faut donc avoir soin de faire cuire la viande suffisamment pour se garantir contre ces vers intestinaux.

Poissons. — Les poissons salés et mal conservés éprouvent souvent une altération spéciale, qui survient aussi dans les autres salaisons, et dont on n'a pas encore bien déterminé la nature; mais on en a constaté les effets nuisibles : c'est une espèce d'empoisonnement lent, qui altère peu à peu toutes les fonctions, et qui peut amener la mort au bout de plusieurs mois. Cette sorte d'altération se reconnaît surtout au goût et à l'odorat, comme pour la charcuterie avariée.

Certains poissons ou certaines parties du poisson sont nuisibles par leur nature même. Les œufs de brochet, de barbeau, sont dans ce cas. Dans les pays chauds, sous les tropiques, quelques poissons, en dehors de toute maladie et de toute altération, sont toxiques et empoisonnent ceux qui les mangent. Aussi, à bord, avant de manger des poissons d'une espèce inconnue, on en fait l'essai sur des chats ou sur des poules, surtout en leur faisant manger les intestins, le foie et le frai.

Parfois les coquillages connus sous le nom de *moules* déterminent tous les symptômes de l'empoisonnement; mais ces accidents doivent le plus souvent être attribués à une disposition individuelle. Un des phénomènes les plus ordinaires en pareil cas, c'est l'apparition d'une urticaire plus ou moins générale, c'est-à-dire d'une éruption pareille à celle que provoque la piqûre des orties, maladie peu grave d'ailleurs, et qui disparaît d'elle-même au bout de quelques heures, avec ou sans lotions d'eau vinaigrée.

Œufs. — Les œufs employés pour l'alimentation doivent être frais ou conservés par les moyens indiqués plus haut. Quand l'œuf est frais, il est rempli par le jaune et le blanc. Mais si on laisse les œufs à l'air sans les frotter d'huile, comme il a été dit plus haut, leur eau s'évapore à travers les pores de la coquille, et il entre de l'air à la place ; l'œuf devient donc plus léger. Aussi reconnait-on qu'un œuf n'est plus frais quand, mis dans l'eau, il surnage. L'air qui s'introduit ainsi dans l'œuf le fait putréfier et le rend désagréable au goût et nuisible à la santé.

Lait. — Une des falsifications les plus ordinaires du lait consiste à en retirer la crème et à y ajouter de la fécule à la place. On reconnaît cette fraude à ce que le lait donne une coloration bleue par l'eau iodée. L'addition d'eau est une autre falsification qui se reconnaît à l'aide du lactoscope. C'est un instrument composé de deux lames de verre mobiles, entre lesquelles on met le lait. On place une bougie derrière, on essaye de combien il faut rapprocher les lames de verre pour apercevoir la flamme de la bougie, et on compare l'opacité de ce lait à une mesure prise pour type avec du lait pur. Ces falsifications du lait sont inoffensives pour la santé ; mais elles n'en sont pas moins blâmables[1].

Le beurre se falsifie quelquefois avec de la fécule de pomme de terre, ou, pour le colorer, de la carotte ou du safran.

Pain. — On falsifie quelquefois la farine de blé avec d'autres farines ou avec différentes substances destinées à le rendre plus lourd, telles que du plâtre ; mais ces falsifications sont en général peu dangereuses pour la santé. Il n'en est pas de même des farines avariées, moisies, employées dans les années humides, dans les moments de disette ou de famine, et des moisissures tantôt verdâtres, tantôt rougeâtres, qui se développent dans l'épaisseur du pain. Cette dernière maladie, le *pain rouge*, a été signalée pour la première fois en France en 1843 sur le pain de munition, et a reparu à Paris, également sur le pain de munition, au mois de juillet 1871. Le pain, ainsi altéré, possède,

1. Les falsifications du café seront indiquées plus loin, à l'article des boissons.

outre sa couleur, une odeur repoussante qui le fait rejeter de la consommation. Son usage donne des maux de cœur et des coliques dont le docteur Decaisne a fait l'expérience sur des chiens et sur lui-même.

Les maladies par altération du pain, très-fréquentes jadis (il y eut cent cinquante épidémies de ce genre à diverses époques en Allemagne), ont beaucoup diminué par les progrès du criblage, de la mouture, de la panification, et aussi grâce à l'usage général du pain blanc, où les moisissures seraient promptement révélées par leur couleur, leur odeur, leur saveur. Pourtant le pain, pour être bon, n'a pas besoin d'être d'une blancheur éclatante; le pain bis, un peu grisâtre, vaut tout autant pour la santé et même est plus nourrissant.

Chocolat. — Le chocolat, comme toutes les denrées commerciales, peut également être falsifié. La falsification la plus commune consiste à ajouter beaucoup de sucre et beaucoup de farine ou de fécule à une quantité très-petite de cacao. Une autre falsification, c'est l'addition d'amandes grillées et réduites en poudre. Ce sont là, d'ailleurs, des fraudes assez inoffensives pour la santé. On reconnaît très-facilement au goût les chocolats de mauvaise qualité. Il vaut mieux payer un peu plus cher et se fournir chez les fabricants justement renommés : c'est encore une économie.

Enfin, les confitures et les sirops sont souvent colorés à l'aide des couleurs d'aniline, qui sont très-éclatantes, mais très-vénéneuses. C'est surtout pour imiter la framboise et la groseille qu'on emploie ces couleurs artificielles. On devra donc encore, sous ce rapport, bien choisir ses fournisseurs. D'ailleurs l'analyse chimique révèle la fraude assez facilement[1].

1. Il serait beaucoup trop long d'indiquer ici tous les moyens de reconnaître ces falsifications. Les falsifications des substances alimentaires composent à elles seules un ouvrage considérable dû à M. Chevalier.

Champignons. — Parmi les aliments nuisibles, on ne saurait passer sous silence les champignons, dont quelques-uns sont si dangereux, tandis que les autres sont inoffensifs.

Il n'existe pas de caractères auxquels on puisse infailliblement reconnaître les champignons comestibles, et la fameuse épreuve de la cuiller d'argent qui noircit quand les champignons sont mauvais n'a aucune espèce de valeur. Comme règle générale, on doit rejeter tous les champignons qui ont une odeur fétide, une saveur âcre, amère ou acide; ceux dont la chair est coriace, analogue à celle du liége, ou dont la chair, molle et aqueuse, change de couleur quand on la casse. Le mieux, d'ailleurs, est de ne manger que des champignons vendus sur les marchés, où ils sont visités très-minutieusement par des experts avant d'être mis en vente. Pourtant, même chez les champignons qui ne sont pas d'espèce vénéneuse, les feuillets qui tapissent le dessous du chapeau contiennent des corpuscules (des *spores* ou sortes de graines) donnant souvent lieu à des accidents (vomissements, coliques, etc.).

Il est possible de rendre inoffensifs les champignons les plus dangereux. En effet, le principe vénéneux des champignons nuisibles, nommé *amanitine*, est soluble dans l'eau; par l'ébullition dans l'eau, les champignons perdent leur propriété vénéneuse, mais l'eau de cuisson, donnée à un chien, le tue. En 1851, un naturaliste du Muséum, M. Gérard, entreprit à ce sujet une série d'expériences très-concluantes, qu'il répéta devant une commission nommée par le conseil de salubrité. En présence des membres de cette commission, dont faisaient partie Cadet de Gassicourt et Flandin, il consomma des quantités considérables de champignons réputés les plus dangereux, tels que la fausse oronge et l'agaric bulbeux. Le moyen qu'employait M. Gérard pour priver les champignons de leur principe actif est très-simple : il suffit de les faire macérer pendant deux heures dans de l'eau additionnée d'une cuillerée de vinaigre par litre, de les faire ensuite bouillir pendant un quart d'heure dans de l'eau ordinaire, et de les laver à l'eau froide. On peut alors les préparer comme on le désire.

Les champignons cueillis dans les bois par des personnes inexpérimentées, causent chaque année de très-nombreux empoisonnements, souvent suivis de mort. Dans les empoisonnements par les champignons, il faut faire vomir au plus vite, ou, s'il est trop tard, purger; car il n'existe pas de contre-poison. Contre les accidents consécutifs, on donnera du café noir à haute dose.

Altérations des aliments par les ustensiles de cuisine. — Les aliments peuvent encore être altérés par les ustensiles où on les fait cuire.

Les ustensiles de cuisine en plomb, en zinc, en cuivre, peuvent être très-nuisibles. Les grains de plomb qu'on emploie au nettoyage des bouteilles, et qui parfois restent fixés dans le fond, les poteries vernissées avec des oxydes de plomb, et dans lesquelles on fait bouillir des substances acides, peuvent causer des accidents dus à la présence du plomb dans les aliments ou les boissons.

Les vases de cuisine en cuivre sont souvent attaqués par les acides (vinaigre, citron, oseille), soit à chaud, soit quand on y laisse refroidir les aliments, et ils peuvent devenir ainsi la source de véritables empoisonnements. Pour remédier à cet inconvénient, on étame les casseroles, c'est-à-dire on les enduit à l'intérieur d'une couche mince d'étain, métal inoffensif. Il faut avoir soin de faire étamer de nouveau les casseroles de cuivre quand l'étamage s'en va.

Les ustensiles en fonte et en fer battu n'offrent aucune espèce de dangers. Il en est de même des ustensiles en terre cuite non vernie.

Régime alimentaire. — Il y a trois conditions à considérer dans le régime alimentaire : 1° la qualité des aliments; 2° leur quantité; 3° la régularité des repas.

1° Qualité des aliments. — Nous avons déjà parlé du choix à faire dans les aliments suivant l'âge, la profession, le tempérament le climat. Nous n'avons pas à répéter ce qui a été dit plus haut. Ajoutons, comme règle générale, que les mets les plus simplement préparés sont les meilleurs et que les substances fraîches sont toujours préférables aux substances conservées. La charcuterie, les boudins, les saucisses, les viandes séchées, salées, fumées, les poissons salés ou fumés, s'altèrent très-facilement et sont pour ce motif une nourriture de qualité douteuse et dont on ne doit user qu'avec une certaine réserve.

Les fruits doivent être bien mûrs; s'ils le sont incomplétement, il faut les faire cuire.

Certains fruits, comme le melon, les prunes, les groseilles, le raisin, donnent facilement la diarrhée, au moins à certaines personnes, et doivent être exclus du régime alimentaire quand on se trouve sous une influence épidémique comme le choléra ou la cholérine.

Les pâtisseries, les sucreries, les bonbons, sont des aliments lourds, indigestes, mauvais pour l'estomac. Beaucoup d'enfants perdent l'appétit par l'abus des sucreries.

Le régime gras, qui comprend surtout la viande, est beaucoup plus fortifiant que le régime maigre, qui comprend le poisson, les œufs, les légumes. Le régime gras doit être préféré dans tous les cas où il est nécessaire de rendre des forces au corps affaibli. Cependant, il est bon de mêler les deux régimes en quantité à peu près égale, et c'est ce que l'on fait en général d'une façon instinctive en faisant entrer pour une part à peu près égale dans l'alimentation la viande et les légumes.

2° Quantité des aliments. — La quantité des aliments et des boissons nécessaires à l'individu bien portant doit être proportionnelle aux pertes éprouvées par l'organisme, et varier suivant l'âge, le sexe, le travail musculaire, le climat, etc. Il n'y a donc pas de chiffre fixe; car, tandis que

Cornaro n'accordait à l'homme, pour 24 heures, que 400 grammes d'aliments et 500 grammes de boisson, en tout 900 grammes, Haller porte ce chiffre à 3 kilogrammes, et Sanctorius à 4. La faim et la soif sont les meilleurs guides en pareil cas.

En règle générale, l'on doit manger d'une façon modérée. L'excès de bonne chère produit les indigestions, l'obésité, la goutte, etc.; mais d'autre part, les privations alimentaires favorisent toutes les maladies et augmentent la mortalité. Nous l'avons vu récemment encore au siége de Paris, où la faim a fait tant de victimes, surtout chez les jeunes enfants. Les famines, si communes au moyen âge, se reproduisent encore de nos jours dans certains pays; la Perse, en 1871 et 1872, a été ravagée par une famine qui a fait périr environ 100,000 habitants.

La quantité des aliments dans les établissements d'instruction publique a été réglée d'une manière convenable, sur l'avis des médecins, par de nombreux arrêtés qui entrent dans des détails très-complets que nous ne pouvons reproduire ici à cause de leur étendue[1].

A tout âge, mais surtout chez les vieillards, il vaut mieux faire des repas plus nombreux et moins abondants, qui fatiguent moins l'estomac que des repas trop copieux. Il est utile, quand on le peut, de faciliter la digestion par quelques moments d'exercice modéré.

3° **Régularité des repas.** — Quant à la régularité des repas, elle est également très-importante pour la santé.

Les repas doivent se faire à des heures réglées et ne pas empiéter l'un sur l'autre, c'est-à-dire que le premier doit être digéré avant qu'on ne commence le second. Il faut deux heures environ à l'estomac pour transformer les aliments en pâte digestive et les transmettre, ainsi modifiés, à

1. Voir la *Législation des établissements publics d'instruction secondaire*, par M. Charles, proviseur du lycée de Douai.

l'intestin. Il faut deux heures aux veines de l'intestin pour absorber les parties nourrissantes de cette pâte digestive, qui sont ainsi transportées dans le sang, auquel elles se mêlent et qu'elles servent à réparer. La durée totale de la digestion, pour un repas qui n'est pas copieux à l'excès et chez les gens qui digèrent facilement, est donc de quatre heures environ. Il est préférable d'attendre deux heures pour dormir après le repas du soir, parce que la digestion opérée par l'estomac s'arrête souvent pendant le sommeil, tandis que l'absorption des matières digérées s'opère par l'intestin même pendant le sommeil. Cette règle est surtout applicable aux personnes âgées; car dans l'enfance la digestion est plus énergique, et les élèves des lycées, que l'on mène coucher une demi-heure après le repas du soir, paraissent n'en ressentir aucun inconvénient.

Dans les aliments, tout n'est pas également profitable : une partie passe dans le sang, qu'elle sert à réparer; l'autre partie est rejetée au dehors, soit par les excréments, soit par les urines. Ces résidus de la digestion deviennent, dans le corps, des substances nuisibles : aussi faut-il surveiller leur expulsion et y satisfaire quand le besoin s'en fait sentir.

Le meilleur moyen d'obtenir la régularité des fonctions du ventre consiste dans le régime, qui doit toujours contenir en quantité notable des substances laissant des résidus dans le corps, comme les légumes verts, les salades, la chicorée, les épinards, ou des substances contenant des principes légèrement purgatifs, comme les fruits charnus ou pulpeux.

QUATRIÈME LEÇON.

Boissons. Eaux potables et leurs caractères, leurs altérations, moyens de les prévenir et de les corriger. Conservation des eaux potables. — Boissons fermentées : vin, cidre, bière; spiritueux, liqueurs. Café et thé.

Boissons. — Les boissons sont aussi nécessaires que les aliments. Elles sont destinées à faciliter la digestion quand on les prend aux repas ; et, en dehors des repas, elles remplacent dans le sang l'eau qui s'est échappée du corps par les urines, par les sueurs, par l'évaporation des liquides à la surface de la peau et à l'intérieur des poumons.

On peut distinguer les boissons en plusieurs classes :

1° Les boissons aqueuses, dont le type est l'eau ordinaire ou eau potable ;

2° Les boissons fermentées, comprenant le vin, la bière, le cidre, etc., et les diverses liqueurs ayant pour base l'alcool, tels que l'eau-de-vie, le rhum, le kirsch, l'absinthe, etc. ;

3° Les boissons aromatiques, représentées surtout par le café et le thé.

Eaux potables et leurs caractères. — L'eau potable, c'est-à-dire bonne à boire, doit remplir les conditions suivantes. Elle doit être fraîche : aussi l'eau de source est préférable à celle de rivière. Elle doit être parfaitement limpide et incolore, inodore, à peine alcaline, ce qui démontre l'absence de matière organique. Elle doit avoir peu de saveur et être d'un goût agréable, ce qui prouve qu'elle ne contient pas un excès de sels. Sa densité doit être voisine de celle de l'eau distillée. Elle doit dégager avant l'ébullition des bulles de gaz nombreuses, dues à la présence de l'oxygène et de l'acide carbonique. Enfin, elle doit ne pas devenir trouble quand elle bout, bien dissoudre le savon et bien cuire les légumes (pois, haricots) sans les durcir : toutes circonstances qui prouvent qu'elle contient peu de sels de chaux.

Une bonne eau potable doit se conserver limpide, incolore et inodore pendant deux à trois jours dans une carafe. Si une eau ne présente pas cette qualité, elle peut être nuisible comme boisson.

Les principales eaux potables sont : 1° l'eau de source, 2° l'eau de puits, 3° l'eau distillée, 4° l'eau de pluie, 5° l'eau de rivière ou de fleuve.

Eau de source. — Elle est très-fraîche, limpide, non encore souillée par les matières organiques, et par conséquent elle ne nécessite pas la filtration. Mais les eaux de sources ne sont pas assez abondantes pour alimenter un grand centre de population, et la plupart d'entre elles sont trop chargées de matière calcaire.

Eau de puits. — L'eau de puits, comme l'eau de source, est appréciée pour sa fraîcheur ; mais elle est souvent trop chargée de matière calcaire, de plâtre et de silice : ce qui en fait une eau crue. Elle est mauvaise pour dissoudre le savon, faire la lessive et cuire les légumes et le poisson de mer [1].

L'eau des puits artésiens a la même origine que celle des puits ordinaires ; mais, comme elle vient de nappes très-profondes, elle est très-chaude : on la reçoit dans des bassins de refroidissement. Refroidie, elle est potable.

Eau distillée. — Quand on fait bouillir de l'eau, il s'en dégage une substance légère, la vapeur d'eau (nommée vulgairement *buée*), qui, par le refroidissement, se condense et redevient liquide : c'est l'eau distillée. On la réserve d'ordinaire pour les expériences de chimie ; mais dans

1. On corrige la crudité de l'eau en y ajoutant 2 grammes de cristaux de soude par litre, ou de l'acide oxalique, ou un lait de chaux.

certaines circonstances elle sert à la boisson, par exemple dans les voyages en mer, lorsqu'on est à court d'eau potable; car on sait que l'eau de mer n'est pas bonne à boire. Quand on n'a plus d'eau douce sur les vaisseaux, on s'en procure en distillant l'eau de mer, qu'on sépare ainsi en deux parties : l'eau douce, qui passe à la distillation, et les différents sels, qui restent dans la chaudière[1].

L'eau distillée est désagréable à boire, et souvent nuisible, parce qu'elle ne contient ni air ni principes salins. Mais en agitant cette eau à l'air, ou en la battant avec un bâton pour l'aérer, elle devient très-propre à la boisson.

Eau de pluie. — L'eau de pluie est celle qui se rapproche le plus de l'eau distillée, par son peu de richesse en principes minéraux.

Cette eau est bonne et doit être recueillie et conservée dans des citernes bétonnées qu'il faut avoir soin de couvrir. Si on recueille celle qui découle des toits, il faut en laisser perdre les premières portions. L'eau de pluie est très-bonne pour la cuisson des légumes et les savonnages.

Eau de rivière ou de fleuve. — Ces eaux ont des avantages et des inconvénients. Elles sont abondantes et peuvent suffire à la consommation d'une population nombreuse; elles sont douces, c'est-à-dire peu chargées en sels, et conviennent pour cuire les légumes et faire la lessive. Mais elles sont souvent troublées par la présence des immondices que les rivières reçoivent dans leur parcours, et elles ont besoin d'être filtrées.

L'eau des étangs, des marais, des mares, qui est tou-

1. A Nouméa, siége de l'administration française de la Nouvelle-Calédonie, il n'y a ni source, ni rivière; et l'on boit soit de l'eau de mer distillée, soit de l'eau de pluie soigneusement recueillie dans des caisses en tôle galvanisée.

jours chargée de matières végétales et animales en putréfaction, est une boisson insalubre. Quand l'eau est simplement trouble, on peut la boire à l'aide d'une tasse-filtre comme celle de M. Durand[1]. Mais si l'on veut faire usage d'une eau marécageuse, il est indispensable de la désinfecter en la filtrant dans un tonneau contenant du gravier et du charbon de bois concassé, ou d'y ajouter une liqueur alcoolique avant de la boire, ou mieux encore de la faire bouillir avec du café ou du thé. Ce procédé de purification est également applicable à toutes les altérations analogues qui peuvent survenir dans l'eau potable qu'on est obligé de garder pendant un temps assez long sans pouvoir la renouveler, comme dans les traversées maritimes.

Conservation des eaux potables. — Dans les longs voyages sur mer, on est souvent obligé d'emporter une provision d'eau potable et l'on a dû songer aux moyens de l'empêcher de s'altérer. A bord des bâtiments de mer, on conserve l'eau potable dans des tonneaux charbonnés à l'intérieur, dans une grande épaisseur, moyen déjà expérimenté en 1803 par le chimiste Berthollet. Le fer possède une propriété analogue : car on conserve aussi, à bord des bâtiments, l'eau potable dans des tonneaux de tôle où pendant des mois entiers elle ne subit aucune altération.

Altérations des eaux potables ; moyens de les prévenir et de les corriger. — Les eaux potables sont souvent altérées par les infiltrations du voisinage, contenant de la matière organique décomposée. C'est ce qui arrive souvent aux eaux de puits dans l'intérieur des villes ou dans le voisinage des cimetières.

1. Cette *tasse-filtre,* destinée à rendre la limpidité à une eau contenant en suspension des corps solides, a la dimension d'une tasse moyenne; elle est en toile imperméable, et munie à l'intérieur d'une sorte d'entonnoir renversé, en flanelle épaisse, qui est surmonté d'un petit tuyau servant à aspirer l'eau avec la bouche.

L'eau de rivière peut être souillée par les mêmes causes, ou bien encore être viciée par les industries riveraines, par des débris organiques de toute sorte, par des végétaux nuisibles, par des cadavres d'infusoires, etc., et alors elle a besoin d'être préalablement filtrée[1].

Les filtres sont des substances poreuses ayant pour effet de retenir les matières en suspension qui troublent la transparence de l'eau. On emploie le plus ordinairement deux substances disposées par couches alternatives : du gravier de différentes grosseurs, qui retient les matières solides et constitue le véritable filtre ; et du charbon de bois, qui absorbe les gaz nuisibles et agit comme désinfectant.

L'emploi du fer en éponge[2] est, suivant le docteur Vœlker, un moyen plus puissant que le charbon pour absorber les odeurs nuisibles. L'eau des égouts passée à travers un filtre de cette matière se trouve complétement purifiée ; elle acquiert une belle transparence et se trouve absolument débarrassée des matières organiques. On en a conservé pendant six mois, à l'abri du contact de l'air, et on l'a trouvée ensuite parfaitement douce et exempte de toute végétation fongueuse, c'est-à-dire due à ces champignons microscopiques qui constituent les moisissures.

On a imaginé, pour le filtrage en grand des eaux publiques, d'autres filtres plus faciles à nettoyer, et composés soit d'éponges superposées, soit de laine tontisse comprimée entre des grillages. Mais M. Grimaud de Caux[3] fait remarquer très-justement que ces matières organiques sont plus propres à altérer l'eau qu'à la purifier. En effet, dans

1. C'est en effet le moyen le plus employé pour la clarification des eaux, quoiqu'on puisse obtenir cette clarification en quinze minutes, en précipitant l'argile en sous-sulfate d'alumine par l'emploi de l'alun à la dose de 10 à 45 centigrammes par litre d'eau.

2. On obtient l'éponge de fer en calcinant un mélange de minerai de ce métal et de charbon de bois finement pulvérisés.

3. *Des eaux publiques et de leur application aux besoins des grandes villes, des communes et des habitations rurales.*

l'eau filtrée par la laine on retrouve de nombreux débris de cette substance.

La filtration des eaux en grand est un problème difficile à résoudre[1], et beaucoup d'hygiénistes conseillent de n'opérer qu'une filtration incomplète, en laissant à chaque ménage en particulier le soin d'achever l'opération d'une façon plus parfaite. Les filtres contenus ordinairement dans les fontaines de ménage sont très-bons pour accomplir cette opération, surtout si l'on y ajoute une couche de charbon.

A défaut de cet appareil domestique, on se procurera aisément un bon filtre en déposant sur le fond d'un tonneau, placé debout et muni d'une cannelle, deux ou trois couches alternatives de charbon de bois et de sable de rivière, maintenues par un double fond percé de trous.

On peut même se faire un filtre avec un simple pot à fleurs, où l'on met une couche de charbon concassé, de 25 millimètres d'épaisseur, recouverte d'une couche de sable de même épaisseur, d'une couche de gros gravier, et enfin de petites pierres.

Règles hygiéniques. — L'eau est une substance de première nécessité pour les usages de la vie, les soins du corps, pour la propreté et la salubrité publiques. En outre, elle est indispensable à la vie, car la plus grande partie de la population du globe ne boit que de l'eau.

1. On a conseillé de clarifier l'eau des rivières en creusant, à quelque distance du bord, des puisards qui fournissent une eau filtrée à travers les terres. Plus en grand encore, M. Dumont recueille, à Lyon et à Nîmes, les eaux du Rhône naturellement filtrées. Il est parti de ce principe qu'il existe sous les graviers et les sables du Rhône, comme sous tous les cours d'eau d'une nature analogue, un volume d'eau parfaitement clarifié, un véritable fleuve inférieur et souterrain ; que ces rivières sont de véritables filtres, bien supérieurs à ceux qui alimentent les sources; qu'ils se nettoient d'eux-mêmes, par un double procédé; que eur produit est toujours le même. Il suffit de recueillir par des canaux latéraux cette eau naturellement filtrée, et c'est ce qu'on fait aujourd'hui à Lyon et à Nîmes. (*Académie des Sciences, séance du 3 juin* 1872.)

L'eau agit comme substance digestive et aussi comme aliment, car elle prolonge les jours des malheureux privés de toute autre nourriture. Elle sert surtout à calmer la soif, et à réparer les liquides que l'homme perd incessamment par la peau, par les poumons, par les urines.

L'eau potable doit être prise en quantité moyenne et par petites gorgées : bue lentement, elle rafraîchit beaucoup mieux. Prise en quantité excessive, elle rend la digestion difficile et lente et affaiblit l'estomac et toute l'économie[1].

L'excès d'eau, lorsqu'il est longtemps prolongé, peut, suivant Chomel, engendrer la phthisie pulmonaire, et, suivant M. Bouchardat, causer le diabète.

Cependant il faut boire assez en mangeant, car l'insuffisance des boissons aqueuses rend les digestions lentes et pénibles, amène la constipation et un genre de pierre dans la vessie, la gravelle urique, dont c'est la première cause.

L'eau agit très-diversement suivant le degré de sa température. Si les boissons aqueuses sont prises à une température trop élevée, elles arrêtent momentanément la digestion et, suivant M. Andral, elles favorisent par leur usage souvent répété le développement du cancer de l'estomac. A une température moins élevée, les boissons chaudes (tisanes diverses) sont utiles spécialement à la suite d'un refroidissement, pour prévenir le développement de maladies inflammatoires aiguës. Tiède, l'eau provoque le vomissement, et est souvent employée à ce titre en médecine.

L'eau fraîche ou froide (4 à 10 degrés) stimule l'appétit, favorise les sécrétions salivaire et stomacale et active les mouvements intestinaux : c'est ainsi qu'elle favorise la digestion. L'eau fraîche pure, en petite quantité (un quart de verre), une demi-heure ou une heure avant le repas, est le meilleur moyen de s'ouvrir l'appétit.

1. On prend souvent les eaux minérales à la dose de plusieurs litres par jour; mais ce régime n'est que momentané, et ne dure habituellement que deux à trois semaines.

L'eau et les autres boissons froides ou glacées (de 0 à 3 degrés) sont nuisibles lorsqu'elles sont prises dans l'intervalle des repas, si l'on ne combat pas aussitôt cet effet par un exercice physique soutenu. A jeun ou après quelque exercice musculaire, quand le corps est en sueur, l'ingestion abondante de l'eau glacée, suivie de repos, peut être cause de serrement de cœur (*cardialgie*), de coliques violentes pouvant amener une obstruction intestinale très-grave, parfois même d'inflammation de l'estomac et des intestins, ou de fausse fluxion de poitrine (*pleurésie*[1]).

Dans les étés brûlants, alors que l'excès de la chaleur détruit l'appétit et entrave la digestion, l'usage modéré de la glace mêlée aux boissons pendant le repas combat cette fâcheuse influence.

Il n'est pas toujours prudent de boire d'une eau inconnue; car elle peut contenir bien des êtres microscopiques vivants (animaux ou végétaux), qui sont parfois des causes de maladies très-variées. Pour tuer sûrement tous ces êtres invisibles, il suffit de faire bouillir ces eaux dangereuses et de les filtrer, par surcroît de précaution, sur du café réduit en poudre.

« Les boissons exigent la plus grande circonspection dans leur usage. Toute boisson froide, prise quand on a chaud, est dangereuse. Les suites de cet abus sont d'autant plus funestes que la boisson est plus froide et qu'on a plus chaud.

« 1° On s'abstiendra donc, en tout temps, de prendre des boissons froides lorsque le corps, échauffé par le travail ou par la marche, les jeux, etc., sera en état de moiteur.

« Les élèves, malgré les recommandations qu'on leur fait sans cesse, soit par insouciance, soit parce qu'ils en igno-

1. L'eau froide détermine des contractions énergiques de l'intestin chez les animaux, et c'est là sans doute la cause des coliques violentes, avec ou sans *volvulus* (coliques de *miserere*), dont ils sont atteints souvent, lorsqu'en les mettant à l'écurie on leur donne de l'eau de puits ou de citerne non mélangée ou non dégourdie.

rent les conséquences fâcheuses, font, pendant les fortes chaleurs et surtout après les exercices, un usage immodéré d'eau fraîche, usage qui est la source d'une foule de maladies graves. Il est donc de la plus grande utilité de prendre les précautions nécessaires pour que cet usage soit modéré.

« 2° L'eau qu'on boit aussi en trop grande quantité, quand on mange, ou après avoir mangé, diminue au delà de ce qu'il faut l'excitation et la contractibilité de l'estomac, en même temps qu'elle affaiblit, en les délayant trop, les sucs gastriques et la pâte chymeuse. Elle ralentit ou trouble la digestion.

« Il est donc de la plus haute importance, pour la conservation de la santé, d'éviter l'usage trop abondant de l'eau, surtout entre les repas. La présence d'une grande quantité de liquide dans l'estomac le fatigue, lui fait perdre de son énergie et rend les digestions plus pénibles. Les aliments mal élaborés ensuite fournissent des sucs imparfaits; des diarrhées et d'autres affections abdominales se développent et la vie peut être gravement compromise.

« 3° Il est très-probable que les maladies que l'on voit régner pendant l'été, surtout dans les mois de juillet et d'août, seraient moins fréquentes si l'on avait soin de s'abstenir de boissons aqueuses entre les repas, ou de n'en boire qu'en petite quantité.

« L'eau à laquelle on ajoute un peu de vinaigre ou d'eau-de-vie (30 grammes environ par litre) est tout à fait désaltérante et fortifiante, pourvu toutefois qu'on en use avec précaution.

« On peut faire usage avec succès de l'eau aromatisée avec une infusion stimulante, comme par exemple avec l'infusion de menthe poivrée ou de camomille (une pincée de menthe ou six têtes de camomille pour un demi-litre d'eau bouillante, à laquelle on ajoutera après le refroidissement un demi-litre d'eau froide [1]. »

1. Romuald Gaillard, *Hygiène des lycées.*

L'eau de Seltz et diverses autres eaux de table facilitent les digestions par l'acide carbonique qu'elles contiennent et qui les rend mousseuses. Elles sont utiles surtout dans les cas de digestion difficile.

Boissons fermentées. — Les principales boissons fermentées sont, suivant les productions de chaque pays, le *vin*, le *cidre*, la *bière*, et quelques autres boissons analogues. Toutes ces boissons contiennent de l'alcool, qu'on en retire par la distillation et qui sert à préparer les *spiritueux*, lesquels, additionnés de sucre et d'aromates, constituent les *liqueurs alcooliques*.

Vin. — Le vin est une boisson fermentée dont l'origine remonte à la plus lointaine antiquité et qu'on obtient par la fermentation du sucre du raisin au contact de l'air. Pour fabriquer le vin, on écrase dans des cuves les grains du raisin, avec le bois de la grappe, si l'on veut obtenir du vin rouge, égrappé, si l'on veut obtenir du vin blanc : puis on abandonne toute la masse à la fermentation. Par la fermentation, le sucre du raisin se dédouble en alcool, qui reste dans le vin, et en acide carbonique, qui se dégage[1]. Si l'on met le vin en bouteilles quand il contient encore du sucre, l'acide carbonique qui continue à se former rend le vin mousseux.

Le vin contient en moyenne, pour 100 parties, 88 parties d'eau, 10 parties d'alcool et 2 parties de matières diverses. Ces matières diverses sont du sucre, qui n'a pas été détruit par la fermentation (vin de Malaga), du tannin et des matières colorantes (vin de Bordeaux), des essences odorantes qui donnent au vin son bouquet (vin de Bourgogne), de la crème de tartre (vins acides du Nord), et quelques autres substances en proportions très-minimes[2].

1. Cet acide peut causer l'asphyxie des ouvriers imprudents, comme on en a de trop nombreux exemples.

2. Nous ne parlerons pas ici des sortes de vins fabriqués avec le suc du

Les vins alcooliques ou spiritueux, soit sucrés, soit secs, contiennent de 15 à 20 pour 100 d'alcool; les vins acides ou aigrelets ne contiennent que 7 à 8 pour 100 d'alcool et renferment une grande quantité de crème de tartre, qui les rend rafraîchissants et même purgatifs.

Les meilleurs vins sont ceux de Bordeaux, de Bourgogne et du Midi. Ils contiennent de 10 à 12 pour 100 d'alcool.

Les vins mousseux contiennent 11 à 12 pour 100 d'alcool et une assez forte proportion d'acide carbonique, dont l'action enivrante s'ajoute à celle de l'alcool. Ils excitent les nerfs et portent à la tête, c'est-à-dire qu'ils produisent une ivresse très-prompte, mais très-passagère. Parmi les vins mousseux, le plus célèbre est celui de Champagne.

Conservation des vins. — Les vins rouges, grâce au tannin qu'ils ont emprunté au bois de la grappe, se conservent mieux que les vins blancs faits avec des raisins égrappés. On conserve les vins dans des caves qui doivent être assez profondes pour avoir une température uniforme. Les fûts ou tonneaux doivent être préalablement soumis au *méchage*, qui consiste à introduire dans leur intérieur une mèche de soufre allumée, pour les remplir d'acide sulfureux produit par la combustion du soufre. De la sorte, on chasse tout l'air que contient le tonneau. En effet, l'oxygène de l'air est nuisible à la conservation des vins. Non-seulement il les fait fermenter, mais encore il leur ôte leur bouquet; c'est ce qu'on peut vérifier facilement en agitant un bon vin avec de l'air dans une bouteille propre renfermant seulement un quart ou un cinquième de vin : au bout d'un quart d'heure d'agitation, on a complétement altéré le bouquet du vin, et l'on a ce qu'on appelle un vin éventé.

On doit toujours tenir les fûts pleins pour éviter que le

palmier, avec celui de l'érable et avec diverses autres liqueurs sucrées qu'on abandonne à la fermentation. Ce sont toujours des produits très-inférieurs au vin véritable provenant du raisin.

vin tourne au vinaigre ; de plus, il faut faire plusieurs soutirages la première année. Enfin, quand on veut mettre le vin en bouteilles, on provoque le dépôt des impuretés qu'il peut encore tenir, en y versant soit des matières albumineuses, comme le blanc d'œuf, le sang de bœuf, soit de la gélatine ou colle de poisson, et l'on y ajoute souvent du charbon végétal en poudre pour hâter la clarification : c'est ce qu'on appelle coller le vin[1].

Quand on met du vin en bouteilles, il faut choisir des bouchons et des bouteilles de bonne qualité. On vend dans le commerce des bouchons recueillis parmi les rebuts des rivières et des égouts ; ces bouchons, bien lavés et nettoyés, sont taillés de nouveau et mis en vente à prix réduit. Ils ont à peu près l'aspect des bouchons neufs ; mais leurs pores sont imprégnés de substances malsaines qui peuvent gâter le vin complétement et lui donner des propriétés nuisibles.

D'autre part, certaines bouteilles sont composées avec un verre trop riche en alcalis, qui est attaqué par l'acide tartrique contenu dans le vin. Dans ce cas, le verre devient opaque et le vin est complétement gâté.

Les plus puissants préservatifs contre les altérations des vins sont l'alcool, le froid et la chaleur, parce qu'ils s'opposent à la fermentation.

L'alcoolisation des vins, ou *vinage*, consiste à ajouter de l'alcool aux vins trop faibles, pour les conserver. Cette opération, employée depuis très-longtemps, a fini par éveiller les scrupules des hygiénistes, qui ont porté cette question devant l'académie de médecine. Après une longue discussion, l'académie a décidé[2] que le vinage modéré (10 pour

1. La colle aux œufs est la meilleure qu'on puisse employer ; elle convient également à tous les vins, blancs ou rouges. Pour une pièce de vin, on prend six blancs d'œufs très-frais ; on les fouette dans six verres d'eau jusqu'à ce qu'ils moussent bien, puis on les verse dans la futaille par la bonde, et on agite fortement le vin avec un bâton. On laisse ensuite reposer le vin pendant deux ou trois semaines avant de le tirer.

2. *Séance du 2 août* 1870.

100) et fait avec des alcools de vin « n'expose à aucun danger la santé des consommateurs. Quant à la suralcoolisation des vins communs qui, pour la vente au détail, sont ramenés par des coupages au titre de 9 à 10 pour 100, l'académie reconnaît qu'elle peut donner lieu à de fâcheux abus; mais aucune preuve scientifique ne l'autorise à dire que les boissons ainsi préparées, bien que différant sensiblement des vins naturels, soient compromettantes pour la santé publique. »

Un autre moyen employé pour conserver les vins faibles consiste à les faire geler : on assure ainsi la stabilité des vins les plus altérables, mais on en arrête tout perfectionnement ultérieur.

Enfin, le chauffage est aujourd'hui le procédé le plus efficacement employé pour la conservation des vins[1]. Il est surtout employé pour les vins de la marine. Le chauffage, pratiqué avec les précautions nécessaires, non-seulement conserve les vins, mais encore les améliore, quelle que soit leur qualité. Cela résulte de nombreuses expertises faites par des courtiers gourmets[2]. Le chauffage a surtout l'avantage, suivant M. Pasteur, de préserver les vins des maladies auxquelles ils sont exposés.

Effets du vin. — Il y a une différence à faire sous le rapport hygiénique entre les vins rouges et les vins blancs. Le principe dominant dans les vins rouges, c'est le tannin, élément fortifiant; dans les vins blancs, il y a prédominance de sels alcalins, principe affaiblissant. Les premiers

1. Il s'est élevé à ce sujet un débat de priorité entre M. de Vergnette-Lamotte et M. Pasteur. Le chauffage est pratiqué dans l'Hérault depuis plus de 40 ans, antérieurement aux recherches de M. Vergnette-Lamotte; mais personne, avant M. Pasteur, n'avait donné la théorie de cette pratique industrielle; et ce n'est que depuis ses travaux sur ce sujet (11 avril 1865) que le chauffage des vins a pris l'énorme développement qu'il comporte aujourd'hui.

2. *Académie des sciences; séances du* 6 *septembre* 1869 *et du* 5 *août* 1872.

conviennent dans le même cas que le régime animal ou la viande, les seconds dans le même cas que le régime végétal ou les légumes.

Le vin rouge de bonne qualité, c'est-à-dire qui n'est ni malade ni falsifié, pris en quantité modérée, est une des substances les plus utiles à l'homme. C'est un tonique puissant, utile dans tous les cas de faiblesse, chez les convalescents, chez les vieillards, dans les pays marécageux. Il est utile aux diabétiques, aux phthisiques, aux scrofuleux et dans tous les cas de débilité. Il préserve les enfants des vers intestinaux. Enfin, il peut empêcher le scorbut, que n'empêche pas toujours l'eau-de-vie. « Deux croisières, l'une française, l'autre anglaise, stationnaient dans les mers du Sud par de gros temps; on distribuait aux marins français du vin et aux anglais de l'eau-de-vie : les derniers furent atteints du scorbut et les premiers en furent exempts[1]. »

Le vin blanc n'a pas les mêmes effets. Il est plutôt débilitant ; mais il convient mieux que le vin rouge aux personnes qui ont la goutte ou la gravelle.

Le vin pur est en général nuisible aux enfants : aussi, dans les lycées, on leur donne de l'eau rougie, connue sous le nom d'*abondance,* ne contenant qu'un tiers ou un quart de vin. L'abondance donnée aux élèves est composée, pour les grands, d'un tiers de vin sur deux tiers d'eau. Pour les moyens et les petits, l'eau entre pour trois quarts dans la composition de l'abondance. Le vin employé dans les lycées de Paris est un mélange de vin de Bordeaux et de Marseille, dans la proportion d'un tiers du premier et de deux tiers du second.

Autant le vin pris en quantité modérée est utile, autant son abus est funeste. Il produit l'ivresse avec toutes les conséquences de cet excès souvent répété : les maladies de l'estomac et du foie, les hydropisies, la congestion cérébrale, la paralysie, etc.

1. Bouchardat, *Matière médicale.*

Maladies des vins. — Les principales maladies qui peuvent altérer la qualité des vins, sont les suivantes :

1° La *graisse*. Cette maladie se déclare surtout dans les vins blancs. Elle provient d'un reste de matière sucrée qui passe à l'état visqueux et qui forme une sorte d'huile qui graisse le verre. On dit alors que le vin *file;* la goutte, au lieu de tomber avec netteté, s'allonge comme les gouttes d'huile. Cette maladie apparaît dans les vins qui ne contiennent pas de tannin capable d'en précipiter le gluten, qui agit comme ferment. L'addition de tannin[1], comme l'a découvert Pelouze, prévient et même guérit quelquefois la graisse du vin. Cette maladie peut se guérir aussi par le repos pendant plusieurs mois dans une cave très-fraîche ; il se forme alors un dépôt au fond du tonneau. Quant à la consistance elle-même du vin qui file, on peut la corriger en ajoutant à chaque bouteille un demi verre d'eau et en agitant fortement. Souvent alors la goutte se reforme avec netteté, et le vin perd la consistance d'huile qui offensait les lèvres.

2° L'*amertume*. Elle se rencontre surtout dans les vins vieux ; elle est incurable. Il faut alors mêler le vin dit *absinthé* avec un autre vin, ou l'employer en vin chaud, avec addition de citron, de sucre et d'eau.

3° Le *piquage*. Cette maladie survient surtout dans les étés chauds ; elle attaque les vins peu alcooliques. Dans cette altération du vin, il y a décomposition de l'acide tartrique et production d'acides âcres (de la série butyrique et carbonique). Les vins piqués ou bottés deviennent troubles et prennent une saveur désagréable. Au début de la maladie, il faut soutirer le vin, le faire geler, mécher les tonneaux. A la fin, le mal est incurable, et le vin n'est plus bon qu'à distiller pour en retirer l'alcool.

4° L'*acescence*, c'est-à-dire la transformation en vinaigre. Cette maladie se déclare dans les vins qu'on ne sou-

1. On ajoute par hectolitre 20 à 25 grammes de noix de galle.

tire pas tous les ans. Au printemps, la lie agit comme ferment et transforme l'alcool et le sucre en acide acétique ou vinaigre. Au début de la maladie, on doit employer le soutirage, le méchage, les caves fraîches. On a encore conseillé de mettre des rameaux d'absinthe dans le vin qui tourne. Mais le plus souvent la maladie est incurable, et le vin n'est bon qu'à faire du vinaigre.

Falsifications des vins. — La falsification des vins est activement surveillée et sans cesse condamnée par les tribunaux.

Quelques marchands, pour saturer l'acide acétique dans les vins tournant au vinaigre, ajoutent au vin de la litharge (oxyde de plomb) ou de la craie. Les vins plombés ont un goût sucré très-manifeste; ils sont très-nuisibles à la santé.

Une autre altération consiste à ajouter au vin du plâtre ou sulfate de chaux. Les vins ainsi plâtrés ne sont pas nuisibles ; mais ce ne sont pas des vins naturels.

Souvent aussi on fabrique du vin sans raisin, avec des mûres, du bois de Campêche, de la mélasse, etc. Il existe une foule de recettes pour fabriquer ces vins artificiels, dont il est superflu d'apprécier le mérite, car ils sont tous plus ou moins nuisibles à la santé.

Cidre. — Le cidre est du jus de pomme fermenté, contenant de 4 à 5 pour 100 d'alcool. C'est la boisson populaire de la Normandie et de tous les pays qui, comme elle, n'ont pas de vignes et possèdent beaucoup de pommiers. Il était connu des Gaulois à l'époque de l'occupation romaine.

Pour fabriquer le cidre, on broie les pommes et on en exprime le suc, qu'on laisse fermenter à une température de 10 à 15 degrés. Il se forme, comme pour le vin, divers produits, dont les principaux sont l'alcool et l'acide succinique. En ajoutant de l'eau aux marcs, on obtient une autre boisson aigrelette nommée *petit cidre.* Le petit cidre se prépare encore en remplissant avec de l'eau un tonneau contenant des pommes, des poires, des prunelles écrasées et divers autres fruits : c'est ce qu'on désigne souvent sous le nom de *pique* ou *piquette.*

On fait quelquefois le cidre avec le jus de poires, ou même avec les fruits du cormier (genre de sorbier). Le cidre de poires ou poiré a un goût plus agréable que le cidre de pommes, mais il est un peu plus alcoolique (6 à 7 pour 100 d'alcool), plus capiteux, et ne se conserve pas aussi longtemps : de là vient qu'il est moins recherché. Il est limpide, peu coloré, et passe facilement à l'état de vinaigre s'il est abandonné à l'air.

Effets du cidre. — Le cidre se boit pur ou mélangé d'eau en petite proportion. Pris en excès, il enivre. Il est plus rafraîchissant, mais moins nourrissant que la bière.

L'usage prolongé du cidre, chez les personnes qui n'y sont pas habituées, peut donner des maux d'estomac, dus aux acides qu'il contient (acide malique, acide carbonique). Souvent aussi il provoque la diarrhée.

Le cidre se conserve en bouteilles ou en tonneaux. Il faut avoir soin de tenir toujours le tonneau plein, si l'on veut conserver le cidre assez longtemps ; sans quoi il tourne très-vite au vinaigre.

En été, quand on tire au tonneau sans le remplir, le cidre s'altère, surtout par le développement de moisissures, qui sont nuisibles à la santé.

Falsifications du cidre. — Le cidre est, comme le vin, l'objet de falsifications souvent dangereuses. Dans les années froides et humides, où les pommes ne sont pas mûres, on emploie quelquefois soit du sulfate de chaux, soit des sels de plomb mélangés au carbonate de soude, pour clarifier le cidre. D'autres fois, pour arrêter la transformation en vinaigre, on y ajoute de la chaux, de la craie, des cendres, etc. On reconnaît facilement toutes ces altérations par les réactifs de la chimie.

Bière. — La bière, comme le vin, est d'origine fort ancienne. Elle servait déjà aux libations des prêtres d'Osiris ; on la retrouve mentionnée dans Aristote, dans Théophraste et chez tous leurs successeurs. Elle est surtout employée, comme le cidre, dans les pays où manque la vigne.

Pour fabriquer la bière, on laisse fermenter une infusion d'orge germée et de houblon. La fabrication des diverses sortes de bières est une opération très-compliquée, mais qui se termine toujours, comme dans toutes les boissons fermentées, par une production d'alcool (3 à 6 pour 100) et d'acide carbonique, qui rend la bière mousseuse.

Il existe différentes sortes de bières. L'orge germée sert à préparer la *bière* proprement dite. Celle qu'on prépare avec le blé germé, comme en Belgique, porte le nom de *faro*. Celle qu'on prépare avec le maïs germé porte le nom de *chicha*, et est surtout employée en Amérique, dans les Cordillères. Les bières anglaises très-épaises ont reçu le nom de *porter ;* les bières légères, celui d'*ale*, et contiennent souvent du genièvre. Les bières les plus renommées sont celles de Strasbourg, de Vienne et de Bavière.

Effets de la bière. — La bière calme la soif, favorise la digestion, répare les forces de l'économie. Elle contient du sucre et de la fécule en quantité assez notable pour être nourrissante et même pour provoquer l'engraissement. A haute dose, elle produit l'ivresse, une ivresse lourde, lente à venir, lente à disparaître, tout à l'opposé de l'ivresse du vin de Champagne. Son usage habituel rend le caractère calme et paisible. Son abus conduit à l'obésité et prédispose à la glycosurie (sucre dans les urines[1]).

« Prise habituellement en trop grande quantité, la bière peut donner lieu à la diarrhée.

« La bière, lorsqu'elle n'est pas frelatée, est une excellente boisson : l'*ale* d'Écosse est un vrai tonique.

1. Bouchardat, *Conférence à l'Association polytechnique*, 1861.

« La bière et le cidre, lorsque ces boissons sont trop jeunes, lorsqu'elles n'ont pas bien fermenté ou lorsqu'elles sont aigres, disposent aux coliques, à la diarrhée, et deviennent dangereuses. Le vin doux est dans le même cas[1].

Maladies de la bière. — Les bières qui ne sont pas suffisamment garanties du contact de l'air deviennent aigres; d'autres fois, les matières sucrées se transforment en mucus végétal, et la bière est filante; enfin la bière peut aussi moisir. Ces maladies ne peuvent guère se guérir; pourtant Linné dit qu'en mettant des rameaux d'absinthe dans la bière qui tend à l'acide ou à l'aigre, on la rétablit, comme le vin qui tourne[2].

Falsifications de la bière. — La bière est souvent falsifiée; on imite son amertume et son parfum soit par l'emploi de rameaux de buis au lieu de houblon, soit en y ajoutant de la strychnine, de la coque du Levant, de l'aloès, du poivre d'Espagne, de la gentiane, du gingembre, de l'extrait de chicorée, de la racine de pyrèthre; on force la couleur du liquide avec le suc de réglisse, le caramel, l'infusion de baies de sureau. Certaines bières sont falsifiées avec l'acide picrique, facile à découvrir, parce qu'il teint en jaune serin la laine blanche qu'on fait bouillir pendant dix minutes dans la bière suspecte. Quelques brasseurs font usage de potasse pour rendre la bière mousseuse, de craie ou de carbonate de soude pour corriger son acidité, d'alun pour en accélérer la clarification : falsifications blâmables, mais moins dangereuses pour la santé que les précédentes. Enfin on y ajoute quelquefois des feuilles d'absinthe ou du chloral, qui la rendent plus enivrante.

Spiritueux, liqueurs. — Les principaux spiritueux ou alcooliques sont l'eau-de-vie, le rhum, le kirsch, le gin, le

1. Romuald Gaillard, *Hygiène des lycées.*
2. Mérat et de Lens, *Dictionnaire de Matière médicale.*

whisky, etc. Ils s'obtiennent par la distillation de diverses liqueurs fermentées telles que le vin, le cidre, le jus de betterave, le sucre de canne, les cerises, l'orge, le riz, etc. Ils servent à préparer avec des substances aromatiques diverses liqueurs sucrées (punch, cassis, chartreuse, curaçao, anisette, etc.) qu'on emploie après les repas pour aider la digestion. Toute liqueur spiritueuse, autre que le vin, doit être interdite aux enfants et aux jeunes gens.

L'usage de l'eau-de-vie est conseillé dans les pays froids et dans les saisons froides; mais on arrive facilement à l'abus.

Le rhum est souvent employé avec le thé bien chaud : il constitue ainsi le punch, tonique excellent, recommandé par les médecins dans certains cas de dérangements du ventre et particulièrement dans le choléra.

Le rhum et l'eau-de-vie peuvent servir, à petite dose, à donner du goût à l'eau pure qu'on boit en été pour se désaltérer.

Le curaçao, la chartreuse, le cassis, l'anisette et les autres liqueurs sucrées sont les plus inoffensives, à condition cependant qu'on en use modérément.

Mais une liqueur qu'il faut absolument proscrire, c'est l'absinthe suisse. Ce poison contient 72 pour 100 d'alcool, tenant en dissolution de l'essence d'absinthe. Pour donner une idée de l'action nuisible de l'essence d'absinthe, il suffira de rappeler l'expérience suivante faite par M. Bouchardat. Dans deux coupes contenant chacune un litre d'eau et où vivent des poissons, si l'on verse dans l'une six gouttes d'essence d'absinthe et dans l'autre six gouttes d'acide prussique, les poissons sont foudroyés plus vite par l'essence d'absinthe que par l'acide prussique.

Si l'abus du vin est déjà très-funeste, l'abus de l'eau-de-vie et surtout de l'absinthe est encore plus déplorable. En outre de l'état d'ivresse, l'abus des liqueurs fermentées et surtout des spiritueux amène l'hydropisie, la paralysie, les maladies mortelles du foie et de l'estomac, l'affaiblissement de toutes les facultés physiques et morales, la lâcheté du caractère, conduit au crime et aboutit à la dégradation la plus complète, se terminant souvent par la folie et quelquefois par le suicide. Les buveurs d'absinthe deviennent en outre épileptiques. Le mal s'étend d'ailleurs jusqu'aux enfants des ivrognes : ces enfants sont chétifs, infirmes, et deviennent pour la plupart dépravés, fous ou criminels.

On a essayé de bien des moyens pour combattre l'ivrognerie, et particulièrement des sociétés de tempérance et des lois répressives contre l'ivresse. Celui que recommande surtout M. Bouchardat est un moyen tout moral, qui consiste à répandre l'instruction et les lumières, à créer des bibliothèques populaires, des cours publics également populaires, et à combattre le vice en élevant le niveau de la dignité humaine. On a remarqué en effet que chez les gens instruits et bien élevés l'ivresse est beaucoup plus rare qu'ailleurs.

Café. — Le café est le noyau d'un fruit semblable à la cerise, et où la torréfaction provoque une transformation qui donne naissance à une substance chimique nouvelle douée d'un parfum qui n'existait pas auparavant dans le grain du café. Les meilleurs cafés viennent de l'Arabie, de la Martinique et de l'île Bourbon.

Pour obtenir du bon café, il faudrait ne le brûler et ne le moudre qu'au moment de s'en servir, pour éviter la perte de l'arome.

Il y a plusieurs façons de préparer le café. Le mode de préparation que préfère M. Bouchardat consiste à jeter avec précaution de l'eau pure bouillante (600 grammes) sur du café pulvérisé (60 grammes) et légèrement tassé sur un filtre en porcelaine. C'est en effet le moyen le plus simple et le meilleur.

Effets du café. — Les effets du café sont très-nombreux et tous fort remarquables. On connaît l'influence du café pour combattre le sommeil : à ce titre, il est précieux pour tous les hommes livrés aux travaux intellectuels. Mais ce n'est pas seulement aux esprits d'élite qu'il est utile ; il peut encore être très-favorable aux intelligences retardées. Dans ce cas, dit M. Bouchardat, il peut exceptionnellement être donné aux enfants d'un esprit borné, pour les initier à la vie intellectuelle ; mais il faut profiter de cette éclaircie et de cette excitation de l'intelligence pour lui faire faire un pas de plus. Cet effet excitant du café sur le cerveau le rend très-utile dans les maladies cérébrales, dans la migraine et dans divers empoisonnements, notamment par les champignons, l'opium, la ciguë, le tabac, etc. C'est, après l'ammoniaque ou alcali volatil, un des meilleurs moyens de combattre l'ivresse produite par les boissons alcooliques.

L'usage habituel du café convient surtout aux tempéraments lymphatiques, aux personnes lentes, grasses, inertes, et aux esprits lourds. Comme il facilite la digestion, il convient aussi aux estomacs paresseux, dont la digestion pénible est accompagnée de somnolence. Il convient mieux à l'âge mûr qu'à la jeunesse, aux hommes qu'aux femmes. On doit l'interdire souvent aux femmes et presque toujours aux enfants. Il est nuisible chez les gens nerveux et chez ceux qui ont des maladies du foie, du cœur ou de la vessie.

Le café aide puissamment à supporter l'abstinence. Déjà M. de Gasparin avait constaté que les mineurs belges de Charleroi, grâce à l'usage du café, peuvent soutenir leurs forces et supporter de grandes fatigues avec une nourriture moitié moindre en principes nutritifs que la ration ordinaire des adultes.

Le café est un breuvage tonique recommandé dans les cas d'épidémies, et indispensable dans les pays marécageux. « Sans le café, dit M. Bouchardat, l'Algérie serait inhabitable pour nos colons et pour nos soldats. » Depuis longtemps déjà, l'introduction du café dans l'alimentation du soldat a produit les meilleurs résultats, et le moulin affecté à sa préparation figure parmi les objets les plus essentiels du matériel de campement.

Le café est également très-utile comme boisson rafraîchissante dans les pays chauds, et dans les nôtres en été. Dans les saisons chaudes, pour les travailleurs des villes ou des campagnes, le breuvage le plus salubre, le plus vivifiant et le plus tonique, c'est la tisane de café, qui s'obtient de la manière suivante. On moud le grain assez finement; on fait bouillir un peu le marc dans un vase presque entièrement clos, et l'on fait une décoction de dix à quinze litres par kilogramme de café. On édulcore avec du sucre ou de la cassonade, et l'on ajoute une légère proportion d'eau-de-vie. Cette boisson froide, prise à raison d'un verre ou de deux toutes les deux heures, fortifie les muscles, diminue la transpiration, contrairement à tous les autres breuvages, et raffermit les organes digestifs, dont le relâchement dégénère souvent en dyssenteries et en cholérines.

Falsifications du café. — Le café n'a pas échappé plus que les autres denrées alimentaires aux falsifications les plus diverses. Sans parler du café avarié, dont les grains altérés par un excès d'humidité ont subi une double perte par l'augmentation du poids et la disparition de l'arome, on trouve dans le commerce du café vert artificiel préparé de toutes pièces avec de l'argile habilement colorée; des grains torréfiés fabriqués avec un mélange de farines de maïs, de seigle, d'orge, et quelques traces de vrai café torréfié, pétris ensemble, moulés et séchés. Quant au café torréfié et moulu, c'est le plus facile à dénaturer. Outre la chicorée (qui est elle-même souvent falsifiée), on a retrouvé dans ce prétendu café, suivant M. Chevalier, de la fécule de pommes de terre, de l'avoine, du maïs, du blé, des ronces, de la carotte, de la betterave, et même, suivant M. Fonssagrives[1], de la sciure d'acajou, du cinabre ou sulfure rouge de mercure, du foie de cheval séché et pulvérisé, de l'ocre rouge, etc.

1. *Entretiens familiers sur l'hygiène.*

Thé. — Le thé est la feuille d'un arbrisseau de la Chine, pays où il est l'objet d'une exploitation et d'un commerce considérables. Son importation en Europe remonte à deux siècles environ, comme celle du café. Ce fut la Hollande et l'Angleterre qui en firent d'abord usage.

Le thé de bonne qualité doit être récent, sans poussière, sans âcreté ni odeur forte, et surtout être bien sec. La dose ordinaire du thé est de 8 à 10 grammes (deux pincées) par litre d'eau bouillante. Le thé, en dehors des réunions mondaines où il est très à la mode depuis quelques années, est surtout employé dans les cas de refroidissement, de digestion difficile, et pour combattre l'ivresse. Comme le café, il tient le cerveau en éveil, mais son abus agite les nerfs et donne des tremblements, le thé vert surtout, qui est plus irritant que le noir. Certains médecins proscrivent même absolument le thé vert, et n'admettent que le thé noir. En Chine, où on lui croit de grandes vertus pour guérir la faiblesse de la vue et les maladies nerveuses des yeux, les grands buveurs de thé sont maigres, faibles, ont le teint plombé, les dents noires, deviennent diabétiques. Ces accidents se traitent par la suppression du thé et l'usage prolongé du petit-lait. Le thé sert également, comme le café, à purifier les eaux saumâtres avec lesquelles on le fait bouillir.

« L'infusion du thé noir, convenablement préparée, produit en nous une excitation générale, non pas seulement temporaire ou d'une ou deux minutes, comme toute boisson chaude dépourvue de principes excitants, mais plus ou moins durable, capable de rendre une énergie nouvelle à l'homme affaibli par la diète, par le froid, par la tristesse : le pouls s'accélère; la force, l'activité, succèdent à l'abattement et se soutiennent durant quelques heures, sans laisser ensuite aucun malaise.

« Dans les temps d'épidémie, l'usage modéré du thé peut être très-utile pour faciliter la digestion. Lorsqu'on y ajoute un peu d'eau-de-vie ou de rhum, il réchauffe, favorise la chaleur de la peau et les sens, avantage dont on profite dans plusieurs indispositions, notamment dans les refroidissements, les rhumes, etc.[1]. »

Le thé est souvent falsifié par diverses substances minérales ou par des feuilles d'autres végétaux. Les thés verts sont beaucoup plus habituellement frelatés que les thés noirs.

CINQUIÈME LEÇON.

Hygiène des sens. Veille et sommeil. Travaux intellectuels et manuels.

Hygiène des sens. — L'homme se met en rapport avec les objets qui l'entourent par deux sortes de fonctions également importantes et qui distinguent les animaux des végétaux : le mouvement (qui s'exerce par les membres) et la sensibilité (qui s'exerce par les organes des sens). Il sera question plus loin des fonctions du mouvement et des exercices musculaires. Pour le moment, nous nous occuperons des organes des sens et de leur hygiène.

L'homme possède cinq espèces de sens : la *vue* (ou vision), l'*ouïe* (ou audition), l'*odorat*, le *goût*, le *toucher*. Nous allons indiquer successivement pour chacun d'eux les soins que réclament leur conservation, leur perfectionnement ou même leurs imperfections.

Vue. — Pour comprendre les principales causes qui peuvent altérer la vision, il est nécessaire de rappeler brièvement les principales parties qui servent à cette fonction.

L'œil, réduit à ses éléments essentiels, peut se diviser en trois parties, les deux premières servant à la transmission de la lumière, la troisième à sa perception :

1° En avant, une partie transparente, qui fait l'effet d'un

1. Romuald Gaillard, *Hygiène des lycées*.

carreau de vitre, bombé comme un verre de montre et qu'on nomme la *cornée transparente;*

2° Au milieu, une lentille destinée à transmettre les rayons lumineux, mais en les déviant de la ligne droite de façon à les faire converger sur un point unique du fond de l'œil; cette lentille est nommée le *cristallin;*

3° Au fond de l'œil, là où convergent les rayons de lumière, se trouve un point où arrive du cerveau le *nerf optique,* chargé de cette sensibilité spéciale qu'on appelle la *vision.*

Pour que la vision s'effectue, il faut que ces trois appareils soient intacts. Si l'un des trois est malade, la vision est altérée ou même détruite.

Ainsi, quand la cornée transparente se recouvre de taches ou de *taies,* la lumière ne passant plus, la vue est momentanément perdue.

Il en est de même quand le cristallin, lentille transparente comme du cristal, devient opaque : ce qu'on désigne sous le nom de *cataracte.*

Il en est de même encore quand le nerf optique est paralysé, ce qu'on désigne sous le nom d'*amblyopie* ou d'*amaurose.* Mais, tandis qu'on peut guérir les taies sur l'œil et la cataracte, l'amaurose est incurable.

Les *taies* sur l'œil sont produites soit par une irritation directe, soit par une maladie générale qu'il est souvent impossible de prévoir; et par cela même il est difficile d'indiquer contre cette maladie des règles hygiéniques.

La *cataracte,* au contraire, provient souvent d'une cause bien connue et qu'il est par conséquent possible d'éviter : c'est la trop grande lumière, surtout renvoyée par des objets blancs ou brillants. En effet, l'irritation de la vue n'est pas moins grande quand la lumière est réfléchie, au lieu d'être directe. On connaît les fâcheux effets pour la vue de la réflexion de la lumière sur les maisons blanchies à la chaux. Il en est de même des plaines crayeuses de la Champagne; et c'est parmi les laboureurs qui ont travaillé longtemps sur des terrains blancs et crayeux, où se reflète la lumière du soleil, qu'on trouve le plus grand nombre de gens aveugles par l'existence d'une cataracte. Les sables d'Afrique ou d'Égypte produisent le même effet; et l'on trouve même, dans les pays froids, un inconvénient analogue provenant de l'éclat de la neige. Buffon rapporte[1] que, dans les pays du Nord, la neige éclairée par le soleil éblouit les yeux des voyageurs au point qu'ils sont obligés de se couvrir d'un crêpe pour n'être pas aveuglés. Il ajoute que, parmi les gens de ce pays, la plupart perdent les yeux en avançant en âge.

« Les personnes, dit Buffon, qui écrivent ou qui lisent trop longtemps de suite doivent donc, pour ménager leurs yeux, éviter de travailler à une lumière trop forte : il vaut beaucoup mieux faire usage d'une lumière trop faible, l'œil s'y accoutume bientôt; on ne peut tout au plus que le fatiguer en diminuant la quantité de lumière, et on ne peut manquer de le blesser en la multipliant. »

L'action habituelle d'une lumière trop vive irrite les yeux et même le cerveau. Cette irritation produit des ophthalmies graves, la perte plus ou moins complète de la vue (amblyopie, amaurose, cataracte); elle provoque aussi des migraines, des congestions du cerveau, des fièvres cérébrales, etc.

Tous les excès de lumière peuvent produire des effets analogues chez les gens qui y sont souvent exposés, comme les verriers, les forgerons, les acteurs, les ouvriers qui travaillent à la lumière du gaz, etc.

D'autres travaux, où la lumière est moins vive, sont également nuisibles quand ils s'exercent, même de jour, d'une façon continue et sur de petits objets : telles sont les études au microscope, les lectures prolongées et assidues, le travail à la loupe des bijoutiers, des horlogers, le travail des graveurs, des typographes, les travaux à l'aiguille, etc.

1. *De l'Homme : du sens de la Vue.*

Une des infirmités les plus communes par suite de travaux sur de petits objets, c'est la *myopie.*

Les myopes ont la vue courte ou la vue basse, c'est-à-dire qu'ils ne voient nettement que les objets très-rapprochés. La myopie est fréquente chez les jeunes gens, et elle diminue ordinairement avec l'âge. Elle se rencontre surtout dans les écoles[1], où elle provient de plusieurs causes réunies : la mauvaise construction des bancs d'école, qui force les enfants à lire en approchant leurs livres tout près de leurs yeux et en tenant leurs têtes baissées, la continuité du travail des yeux et enfin la petitesse des caractères d'imprimerie dont sont composés la plupart des livres scolaires[2]. Au contraire, les gens dont les yeux ne se fatiguent pas sur de petits objets, comme les marins, les paysans, les chasseurs montagnards, ont la vue très-longue et très-perçante.

La *presbytie* ou le *presbytisme* est le défaut contraire de la myopie. Les presbytes voient très-bien les objets éloignés, mais ils ne distinguent pas nettement les objets rapprochés. C'est surtout dans la vieillesse ou à la fin de l'âge mûr qu'apparaît la presbytie.

Les yeux des presbytes se fatiguent ordinairement beaucoup plus vite que ceux des myopes ; et tandis que les presbytes ont la vue brouillée après une heure ou deux de travail assidu (lecture, écriture, couture, broderie), les myopes peuvent travailler de longues heures sans fatigue. Ils ont en outre l'avantage de pouvoir distinguer des objets très-petits et de lire dans des caractères beaucoup plus fins que les presbytes.

Pour remédier à la myopie et à la presbytie, on a imaginé des verres concaves ou convexes, qui ramènent la vue

1. Virchow, *de la Myopie dans les écoles ;* traduction du docteur Decaisne.

2. En Allemagne, où la myopie est encore beaucoup plus fréquente, on l'attribue à ce que l'on conserve encore l'ancien caractère gothique dans l'impression et l'écriture.

à ses dimensions normales et qui constituent les *besicles* ou les *lunettes*. Les *conserves* sont des besicles à verres colorés d'une teinte foncée (en bleu ou en vert), pour préserver la vue contre la grande lumière, soit du soleil, soit de l'éclairage. En général, il ne faut abuser ni des lunettes ordinaires ni des conserves.

Le *strabisme* est l'infirmité des gens qui louchent. Le strabisme provient de ce que l'un des deux yeux a plus de force que l'autre. L'œil le plus fort regarde droit : c'est le plus faible qui louche.

On a longtemps cherché à remédier au strabisme par une opération chirurgicale ; mais cette opération ne réussit pas toujours. On emploie aussi soit des lunettes noires dont chaque verre est percé d'un trou central, soit des coquilles de noix percées de même; ou bien encore on fortifie l'œil le plus faible en tenant l'autre fermé pendant plusieurs semaines, jusqu'à ce qu'ils soient tous deux de la même force. Ce dernier moyen est vivement recommandé par M. Piorry.

L'excès de lumière, qui produit la cataracte, peut produire aussi la paralysie du nerf optique. C'est ainsi que la lueur des éclairs peut rendre les gens aveugles subitement. La cécité provenant de la paralysie du nerf optique est la plus grave de toutes : elle est souvent incurable. Elle reconnaît pour causes principales soit l'excès de lumière, soit le travail trop prolongé sur de petits objets ; mais il y a en outre des causes générales, agissant à l'intérieur du corps, qui peuvent attaquer le nerf optique *en dedans*, pour ainsi dire : ainsi, l'abus soit des substances alcooliques, soit du tabac à fumer, produit assez souvent une amaurose plus ou moins durable. Les coups à la tête, les blessures du sourcil, du globe de l'œil, un courant d'air froid sur les yeux, la nuit, pendant le sommeil, peuvent également produire l'amaurose, c'est-à-dire la cécité par paralysie du nerf optique, le globe de l'œil restant d'ailleurs parfaitement clair et transparent.

Enfin, une cause de cécité assez rare heureusement, c'est quand l'œil est crevé soit par un instrument tranchant, soit par du plomb fondu qui saute aux yeux, etc. L'œil se vide alors et est complétement perdu.

Règles hygiéniques. — Pour conserver la vue, il faut éviter l'excès de lumière, soit directe (comme les éclairs, le soleil qu'on regarde en face), soit réfléchie ou reflétée par des surfaces blanches, comme la neige, la craie, les murs blancs, les maisons neuves. Il faut également éviter l'excès de lumière dans l'éclairage artificiel. Ainsi l'éclairage au gaz fatigue rapidement la vue, quand on ne l'adoucit pas au moyen de réflecteurs convenables. L'éclairage à la lampe est le meilleur, mais toujours avec un réflecteur qui préserve les yeux de la lumière directe. L'éclairage à la bougie est encore plus doux; mais il est parfois un peu faible, même avec un abat-jour. En tout cas, on doit ne pas abuser du travail prolongé sur de petits objets, comme la lecture ou l'écriture le soir à la lumière, surtout quand les yeux sont déjà fatigués, malades, compromis. En cela, comme en tout, il ne faut jamais aller au delà de la première fatigue. On doit surtout éviter ces imprudences quand le cerveau est souffrant, qu'on a la migraine, qu'on a le sang à la tête (congestion cérébrale), qu'on sort d'une maladie grave, comme la fièvre typhoïde.

Quand la vue baisse, il ne faut abuser ni des conserves ni des lunettes, dont l'usage excessif augmente le mal auquel on veut remédier. Le mieux est alors de ménager la vue, en évitant la trop grande lumière et le travail sur de petits objets ou les lectures prolongées.

On prendra garde également de recevoir la nuit, pendant le sommeil, un courant d'air froid sur les yeux.

Il faudra craindre aussi les coups à la tête, les blessures du globe de l'œil, si fréquentes par l'usage imprudent des canifs et des couteaux pointus, et prendre garde à toutes les substances qui sautent aux yeux, comme la graisse bouillante ou le plomb fondu quand on y jette quelques gouttes d'eau.

Quant aux substances qui affaiblissent la vue, comme l'alcool, le tabac, l'usage de l'ail dans la nourriture[1], il est prudent de n'en pas abuser.

Ouïe. — L'ouïe ou audition exige, comme la vue, l'intégrité de toutes les parties organiques qui concourent à cette fonction, et qui peuvent se diviser en deux appareils : l'un, composé de la membrane et de la caisse du tympan, est chargé de transmettre le son ; l'autre, constitué par le nerf auditif, est chargé de percevoir le son ou d'éprouver la sensation auditive.

Au fond du conduit de l'oreille se trouve une membrane nommée le *tympan*, qui vibre sous l'action des ondes sonores et les transmet au reste de l'appareil de l'ouïe. Deux causes principales peuvent empêcher les vibrations de cette membrane : soit l'accumulation et le durcissement de la matière jaune épaisse (*cérumen*) sécrétée au fond de l'oreille (cette cause de surdité est fréquente chez les paysans et les gens malpropres), soit les altérations de la membrane du tympan. Ainsi les bruits violents, qui sont une énergique pression de l'air, la pression de l'eau, ébranlent et quelquefois brisent le tympan. C'est ce qui arrive chez les canonniers, chez les sonneurs d'église, chez les plongeurs. Les verriers, les boulangers, tous les gens qui subissent de brusques alternatives de chaud et de froid, sont exposés à des douleurs qui se terminent souvent par des abcès ou des écoulements de l'oreille, suivis de l'épaississement ou de la destruction de la membrane du tympan, et il en résulte une surdité ordinairement légère ou passagère, mais quelquefois complète et durable.

La surdité peut encore provenir d'un dérangement dans une autre partie de l'appareil chargé de transmettre le son.

1. Mérat et de Lens, *Dict. de matière médicale.*

La membrane du tympan communique avec le nerf auditif par l'intermédiaire d'une caisse (*caisse du tympan*) qui est remplie d'air. Quand cet air vient à manquer, la transmission du son n'a plus lieu et la surdité s'ensuit[1]. L'air arrive dans cette caisse au moyen d'un conduit qui part du fond de la gorge par un bout évasé rappelant assez la forme d'une trompette, et qui a reçu, en l'honneur de l'anatomiste qui l'a décrite le premier, le nom de *trompe d'Eustache*. Quand ce conduit est bouché, soit par des mucosités, soit par la boursouflure de la membrane muqueuse qui le tapisse, l'air n'arrive plus et l'on devient sourd. C'est ainsi que les maux de gorge, les rhumes de cerveau, dans lesquels l'inflammation se propage à la trompe d'Eustache, rendent les gens sourds plus ou moins complétement; mais c'est une surdité de très-courte durée.

Enfin, la cause de surdité la plus grave et le plus souvent incurable, c'est l'altération du nerf auditif. Ce genre de surdité vient surtout avec l'âge; le nerf auditif se paralyse et l'ouïe se perd sans remède.

Règles hygiéniques. — A ces diverses causes de surdité, on doit opposer des précautions correspondantes. Il faudra toujours tenir les oreilles propres pour éviter l'accumulation du cérumen. On évitera autant que possible les bruits violents et les détonations. Si l'on doit s'y soumettre par état ou par une circonstance accidentelle, on imitera les canonniers, qui alors ouvrent largement la bouche : l'air, qui pénètre dans la caisse du tympan par la trompe d'Eustache au fond de la gorge, vient soutenir par derrière la membrane du tympan ébranlée et lui forme une résistance élastique qui empêche sa rupture. Les plongeurs doivent mettre dans leurs oreilles du coton imbibé d'huile : ce coussin élastique amortira la pression de l'eau sur le tympan.

1. L'air est en effet nécessaire à la transmission du son; au sommet du mont Blanc, où l'air est très-raréfié, un coup de pistolet est à peine entendu par les individus qui sont à côté (*Saussure*).

On doit toujours, pour éviter les altérations de la membrane du tympan, soigner les écoulements d'oreilles, assez fréquents chez les enfants dartreux ou lymphatiques. On consultera un médecin, au lieu de suivre les conseils des ignorants. Le seul remède qu'on puisse faire sans danger, et souvent avec succès, ce sont des injections d'eau tiède souvent répétées (quinze à vingt par jour).

Dans les cas de surdité à la suite de rhumes de cerveau ou de maux de gorge, on pourra quelquefois rétablir l'ouïe par la manœuvre suivante, que recommande le docteur Piorry. En tenant la bouche et les narines fermées, on pratique une forte inspiration, puis une forte expiration, brusquement et par secousses. Ce double mouvement (dont on sent bien le retentissement dans les oreilles) fait d'abord sortir l'air de la trompe d'Eustache, puis l'y fait pénétrer de nouveau, comme le ferait une pompe aspirante et foulante placée à l'entrée de cette trompe. Souvent on la désobstrue de la sorte, on la rend de nouveau ouverte au passage de l'air, et on guérit ainsi des surdités plus ou moins anciennes.

Contre la surdité liée à la paralysie du nerf auditif, surtout quand elle vient par les progrès de l'âge, il n'y a pas de remède. Pour savoir si le nerf auditif est encore intact, on met une montre entre les dents, et si son tictac, transmis par les dents et les os de la face, est entendu, le nerf auditif est intact ; sinon, il est paralysé.

Ceux qui ne sont qu'à moitié sourds ne doivent pas chercher à saisir les sons trop faibles. Les efforts qu'ils font alors fatiguent le cerveau et le nerf auditif, et peuvent achever une surdité qui n'était qu'incomplète [1]. Pour l'em-

1. Les sourds, dans une conversation, s'aident beaucoup à comprendre par l'examen des lèvres de la personne qui parle, et aussi en recueillant les ondes sonores à l'aide de la main roulée en cornet autour du pavillon de l'oreille. Les sourds entendent beaucoup mieux les sons aigus que les sons graves; il faut donc leur parler, non pas en forçant la voix, mais en la soutenant dans les notes aussi élevées que possible.

ploi des cornets acoustiques dans ces circonstances, il faut consulter un médecin expérimenté, comme pour l'emploi des lunettes.

Influence de l'ouïe sur le cerveau. — L'ouïe, comme la vue, réagit vivement sur le cerveau, auquel elle est intimement liée. Ainsi les bruits violents, et surtout les bruits aigus, causent ou augmentent les maladies cérébrales. Qui n'a pas vu ou éprouvé le singulier ébranlement nerveux que causent certains bruits, le bouchon coupé, le papier froissé, les couteaux aiguisés, la pierre de taille grattée par les maçons, etc.? Aussi faut-il, dans les maladies cérébrales, faire régner autour du malade le silence en même temps que l'obscurité.

En revanche, les bruits musicaux peuvent avoir une influence heureuse sur le cerveau. L'influence de la musique sur les passions est bien connue, et rien n'agit aussi directement sur les nerfs. Ce qu'on connaît moins, c'est l'influence de la musique sur les fous, déjà constatée du temps où la harpe de David calmait les fureurs de Saül. La musique a été plusieurs fois employée même de nos jours pour guérir la folie.

Il existe les plus grands rapports entre l'ouïe et la parole : c'est par l'oreille que pénètre la notion des mots et des bruits, et le langage n'est que la répétition de ce que l'on a entendu. C'est ce qui explique comment on prend l'accent d'un pays ; c'est ce qui explique aussi pourquoi les enfants qui naissent sourds restent muets, puisque, n'entendant pas la parole, ils ne peuvent la reproduire.

Odorat. — L'odorat est un sens qu'on pourrait presque appeler de second ordre; car beaucoup de personnes en sont plus ou moins privées sans en souffrir. Cependant il a son utilité. Il sert surtout, avec le sens du goût, à nous avertir de la qualité des aliments.

Pour conserver l'odorat, il ne faut pas émousser la sensibilité du nerf chargé de présider à cette fonction (nerf olfactif). Ainsi l'abus des odeurs détruit l'odorat. Il en est de même du tabac à priser. Le tabac à priser a très-peu d'avantages; quoiqu'il réussisse à certaines personnes pour se tenir l'esprit en éveil ou pour guérir des névralgies de la tête ou de la face, on peut dire que ses avantages ne compensent pas ses inconvénients[1].

L'organe de l'odorat peut servir de porte d'entrée à certaines maladies. Ainsi l'on s'expose parfois, en respirant le parfum des fleurs, à aspirer des larves microscopiques de divers insectes, qui se développent ensuite dans les narines et occasionnent de très-douloureuses névralgies. Ces exemples ne sont pas rares.

Toutes les odeurs fortes ont une influence directe sur le cerveau et provoquent souvent de violents maux de tête, surtout chez les personnes sensibles et nerveuses. Aussi doit-on être très-sobre de parfums, pour n'incommoder ni soi-même ni les autres. D'ailleurs, il faut se souvenir de ce précepte de l'antiquité : « Celui-là seul sent bon, qui ne sent rien, » et ne pas oublier qu'une opinion très-répandue attribue l'emploi des parfums au besoin de masquer de mauvaises odeurs : soupçon toujours fâcheux à encourir.

Enfin les odeurs peuvent avoir encore de plus graves inconvénients, et les fleurs qu'on garde la nuit dans les chambres à coucher occasionnent souvent l'asphyxie[2].

Goût.—Le sens du goût, plus encore que celui de l'odorat, préside au choix des aliments. Il réside dans une foule de petites élevures très-sensibles (papilles nerveuses) qui tapissent la face supérieure de la langue. Le sens du goût, à l'inverse de tous les autres sens, est plus développé chez les vieillards.

1. On peut s'en déshabituer en le remplaçant par de la poudre de palissandre (qu'on trouve dans les scieries à la vapeur) d'abord mélangée de tabac, puis pure, et dont on se dégoûte alors assez vite.

2. Voir *Première Leçon*.

Ce sens est émoussé par les substances âcres et irritantes, comme l'alcool, le poivre, l'ail, la moutarde, et en général tous les assaisonnements violents, et aussi par d'autres substances qui agissent d'une façon complexe, comme le tabac à fumer, qui émousse le goût en desséchant la bouche et en paralysant le nerf gustatif.

Les inconvénients du tabac à fumer ont été signalés depuis longtemps par tous les médecins. Suivant MM. Littré et Robin[1], c'est un besoin tout factice, dont la privation peut devenir une souffrance ; l'habitude de cracher est répugnante et nuisible pour la santé; la fumée du tabac jaunit les dents, irrite la gorge et donne à l'haleine une odeur repoussante que rien ne saurait masquer. De plus, en desséchant la bouche, le tabac provoque une soif qui, d'après beaucoup de médecins, conduit souvent à l'ivrognerie. Enfin, le frottement du tuyau de la pipe amène chez certains individus le cancer des lèvres ou celui de la langue. En outre, le tabac, fumé en excès, agit surtout sur le système nerveux, qu'il paralyse. Il affaiblit et détruit même le sens de la vue; il paralyse l'ouïe, le goût et l'odorat; il peut causer une très-pénible névralgie nommée l'angine de poitrine. Il affaiblit la mémoire et la force musculaire. En un mot, il paralyse et engourdit toutes les facultés. Il est surtout nuisible chez les enfants et les jeunes gens, dont il affaiblit les forces physiques et intellectuelles, et dont il peut même, dit-on, entraver la croissance.

Cependant l'usage du tabac à fumer est tellement passé dans nos mœurs, qu'il est impossible de le proscrire absolument. Ce qu'on doit surtout éviter, c'est son abus plutôt que son usage modéré. Les médecins même qui le condamnent ne redoutent pas toujours d'en user.

Les effets nuisibles du tabac sont surtout dus à la nicotine[2] qu'il contient. La nicotine est une sorte d'huile jau-

1. *Dictionnaire de Médecine.*
2. Ce nom vient de Jean Nicot, ambassadeur de François II en Por-

nâtre, très-âcre, qui est un poison violent et qui existe en forte proportion dans le *jus de pipe* (on peut tuer un chien avec quelques gouttes de ce liquide). On a encore signalé dans la fumée du tabac d'autres substances très-vénéneuses, comme l'acide prussique, ou très-irritantes, comme l'alcali volatil ou ammoniaque. Le tabac fumé en excès devient un véritable poison, contre lequel le meilleur remède consiste dans l'emploi du café noir à doses assez élevées (plusieurs tasses de suite, à un quart d'heure d'intervalle).

Quant au tabac mâché, vulgairement nommé la *chique*, son usage doit être proscrit en général, et réservé seulement aux marins, que l'emploi de ce moyen préserve parfois du scorbut dans les mers du Nord.

Toucher. — Dans certaines professions, la finesse du toucher doit être soigneusement conservée par l'abstention des travaux manuels, car elle n'est pas seulement un luxe, elle est une nécessité, comme chez le médecin, pour tâter le pouls, pour palper les organes profonds à travers la peau, pour sentir les moindres saillies qui peuvent trahir une maladie; de même le numismate distingue avec les doigts, sur une médaille antique, des reliefs que l'œil ne saurait apercevoir; de même, et mieux encore, l'aveugle lit du bout des doigts des caractères très-peu saillants et peut jouer avec des cartes d'un très-faible relief.

Le sens du toucher s'exerce, comme celui du goût, par des papilles nerveuses situées à la paume des mains et surtout au bout des doigts. Tout ce qui s'interpose entre ces papilles et les objets à palper émousse le sens du toucher : c'est l'effet que font les gants, par exemple. Il en est de même quand l'épiderme est épaissi par les travaux manuels, qui rendent la peau calleuse et abolissent plus ou

tugal, qui introduisit en France le tabac, d'abord appelé de son nom *nicotiane*.

moins la sensibilité : ainsi deviennent insensibles la plante des pieds de ceux qui marchent sans chaussure et les mains de ceux qui manient toute la journée des corps rudes ou des instruments pesants, comme les charpentiers et les forgerons; ainsi devient insensible et dure comme de la corne, chez les joueurs de violon, l'extrémité des doigts qui frotte sans cesse sur les cordes.

On doit donc, si l'on veut garder la finesse du toucher, éviter les travaux manuels trop rudes et trop prolongés, enlever les callosités et l'épaississement de l'épiderme par des frictions avec la pierre ponce, avec un savon rugueux et au besoin en laissant baigner les mains dans l'eau pendant un temps assez long (une demi-heure, une heure) pour ramollir l'épiderme endurci et pouvoir l'enlever plus facilement, soit par le frottement contre des corps durs, soit même à l'aide d'une lame de couteau ou de canif.

Veille et Sommeil. — L'état de veille, chez les individus en bonne santé, comprend environ les deux tiers de la journée, ou seize heures sur vingt-quatre; l'autre tiers est consacré au sommeil.

Le sommeil est aussi nécessaire au repos du corps qu'à celui de l'esprit. On doit dormir la nuit, et non le jour. Pourtant, dans les grandes chaleurs, on peut quelquefois dormir une heure ou deux dans la journée. Cette sieste est très-usitée dans les contrées ou les saisons très-chaudes, et elle n'a rien de nuisible, à condition qu'on ne s'y livre pas soit en plein soleil, soit sur le gazon ou la terre nue pénétrée d'humidité, afin d'éviter les coups de soleil, les coups de sang, les congestions cérébrales, les fièvres intermittentes et les douleurs rhumatismales.

Il faut dormir dans un lieu sain et abrité, dans une chambre suffisamment grande pour que la respiration ne soit pas gênée, même avec les fenêtres fermées. On doit, d'après Hippocrate, dormir dans un air frais, mais en ayant soin de bien se couvrir.

Les vieillards dorment souvent immédiatement après le repas; mais cette habitude les prédispose à la congestion cérébrale et à l'apoplexie.

La durée du sommeil est variable suivant les individus, suivant les âges, suivant la fatigue, etc. Il faut en moyenne huit heures de sommeil. Les enfants[1] et les femmes ont besoin de dormir davantage; les vieillards ont besoin de moins dormir.

Le sommeil excessif et prolongé, celui du matin surtout, fait engraisser, rend le corps et l'esprit lourds et ôte l'appétit. Hippocrate recommandait de se lever le matin après le premier sommeil, et de ne pas se rendormir. L'habitude de se lever de bonne heure augmente les chances de longue vie.

Le sommeil insuffisant, souvent répété, laisse une grande fatigue musculaire, affaiblit la constitution, fait qu'on résiste moins aux maladies et peut même amener la mort prématurée. On doit combattre cette cause d'affaiblissement par une nourriture aussi fortifiante que possible.

Entre l'excès et l'insuffisance du sommeil, il faut choisir un juste milieu, car le sommeil est une chose utile; il repose les muscles et le système nerveux. Il est utile dans les névralgies, les rhumatismes, les palpitations nerveuses, les maladies du cœur, dans les convalescences, chez les gens chétifs, après les grands travaux.

Becquerel recommande d'éviter le réveil en sursaut, qui produit souvent des spasmes nerveux assez intenses.

Travaux intellectuels. — Pour que la santé physique et morale atteigne son plus haut degré de perfection, il faut faire travailler également le corps et l'esprit. Mais il est rare qu'on puisse conserver cet équilibre, et dans beaucoup de professions les travaux sont presque exclusivement soit intellectuels, soit manuels.

1. Les enfants nouveau-nés dorment parfois plus des deux tiers de la journée.

Parmi les gens à professions intellectuelles, on place généralement les gens de lettres, les artistes, les savants, les médecins, les avocats, les ecclésiastiques, les bureaucrates.

Un des premiers inconvénients de ces professions, c'est que la prédominance et surtout l'excès des travaux de l'esprit rend les gens nerveux, sensibles, irritables, mélancoliques, les prédispose aux névralgies, à l'hypocondrie et même aux maladies nerveuses les plus graves, comme la folie. En effet, ce sont les professions intellectuelles qui fournissent le plus de victimes à la folie, quatre à cinq fois plus que les professions ouvrières.

En outre, le travail de cabinet, prolongé pendant de longues heures de suite, a plusieurs inconvénients : l'inaction, le séjour dans un espace où l'air n'est pas renouvelé, souvent le travail immédiatement après le repas et même le dérangement dans les heures des repas, l'oubli de satisfaire les besoins naturels, et enfin l'habitude de veiller souvent fort avant dans la nuit. Un autre inconvénient du travail de cabinet devant un bureau, c'est la courbure prolongée du corps, surtout si l'on est myope. Suivant Réveillé-Parise, c'est là une cause très-active de maladies et qui influe même sur la stature. Joseph Scaliger remarque que Lipse et Casaubon étaient tout courbés par l'étude. Aussi certaines gens adoptent d'autres positions pour travailler, surtout les tables élevées dites à la Tronchin.

Cette vie sédentaire, si l'on n'en combat pas les influences fâcheuses, a pour principales conséquences d'amener la perte de l'appétit, de rendre les digestions difficiles, de produire la constipation, source de tant de maladies, l'obésité, les calculs biliaires, la goutte, la gravelle et la pierre dans la vessie. L'inaction produit encore le développement du diabète, de l'albuminurie (sucre ou albumine dans les urines), de la phthisie pulmonaire, et, plus tard, du cancer ou squirrhe. Les muscles et les articulations peuvent même perdre complétement leurs propriétés. Les muscles[1], qui ne fonctionnent pas d'une manière suffisante, perdent l'habitude du mouvement; les interstices qui séparent leurs fibres s'infiltrent de matière grasse, les fibres elles-mêmes s'atrophient; et comme c'est en elles que réside la faculté du mouvement, il arrive, si cet état se prolonge, que le mouvement se perd de plus en plus; il devient difficile, pénible, et les individus ne s'y livrent qu'avec répugnance. Un repos absolu détermine l'atrophie des membres et une soudure dans les articulations ou jointures; c'est ce que l'on prétend exister chez les fakirs de l'Inde.

Tels sont les inconvénients du travail intellectuel exagéré; mais l'hygiène enseigne les moyens d'y remédier. Il faut combattre cet excès de travail par l'exercice musculaire (promenades au grand air, gymnastique, escrime), par une alimentation fortifiante sans être excitante et par le fractionnement du travail de l'intelligence. Si l'on ne veut pas payer plus tard des imprudences toujours dangereuses, on doit prendre un repos suffisant, travailler plutôt le matin que le soir, ne travailler dans la nuit qu'exceptionnellement, et accorder au sommeil tout le temps nécessaire.

Il y aurait un excellent moyen de donner sous ce rapport aux jeunes gens de bonnes habitudes : c'est de les leur faire prendre dès le lycée ou le collége, afin qu'il les continuent après leur sortie des écoles. Cette coutume, qui choquerait notre esprit routinier, existe en Amérique et mérite d'être signalée à l'attention publique. Il y a là des colléges comme celui d'Ithaca, où sont établis des ateliers pour les travaux manuels. Les étudiants trouvent d'abord dans ces travaux de quoi fortifier leur santé; de plus ils en tirent

1. Les *muscles*, que le vulgaire appelle des *nerfs*, sont cette masse rouge charnue qui constitue la viande. Ils peuvent être comparés grossièrement à un fagot; ce sont des faisceaux de fibres parallèles qui, en se raccourcissant comme des bandes de caoutchouc, produisent tous les mouvements.

les moyens de payer leurs frais d'études et leur dépense, en attendant que plus tard ils y gagnent de quoi subvenir à leurs besoins, si la fortune leur est enlevée.

« Une pareille institution, déjà en vigueur dans plusieurs colléges, dit M. Hippeau [1], ne pouvait réussir que dans un pays comme l'Amérique, où le travail est en honneur et où personne ne croit déroger en maniant le marteau, le rabot ou la scie, pour s'assurer des moyens d'existence. J.-J. Rousseau voulait que son jeune gentilhomme apprît le métier de menuisier en vue de la révolution dont il pressentait les approches, afin qu'au milieu du bouleversement général des conditions sociales, il ne fût pas pris au dépourvu. Mais ce n'était là qu'un remède extrême et dans tous les cas exceptionnel. Les raisons sur lesquelles se fonde, aux États-Unis, le respect du travail sont beaucoup plus simples : c'est que le travail y a été et y sera longtemps encore une nécessité suprême et la loi même de la vie.

« Les jeunes gens qui, dans l'université d'Ithaca, étudient les hautes mathématiques, la philosophie ou l'histoire, ne rougissent nullement de passer plusieurs heures de la journée dans les ateliers pour y gagner honorablement l'argent nécessaire à l'acquisition de ce savoir, qui les conduira plus tard peut-être aux fonctions les plus élevées de l'État.

« Un cinquième des élèves a profité, en 1870, de la facilité qui leur est donnée. Les travaux qu'ils ont exécutés ont été payés par l'université 15,000 francs, et les professeurs ont pu remarquer que ceux qui s'étaient ainsi livrés à un labeur physique avaient, tout aussi bien que les autres, profité des leçons données dans toutes les classes. Trois heures de travail manuel n'ont nullement nui aux travaux de l'esprit. »

1. *L'instruction publique aux États-Unis.*

Travaux manuels. — On désigne sous le nom de professions manuelles celles qui exigent un travail plus considérable du corps que de l'intelligence, telles que celles des maçons, charpentiers, menuisiers, serruriers, mécaniciens, tourneurs, charrons, carrossiers, laboureurs, jardiniers, bûcherons, hommes de peine, etc.

Toutes ces professions sont généralement favorables à la santé. « Le déploiement des forces physiques, l'exercice musculaire énergique, le renouvellement naturel de l'air produit par le déplacement, augmentent l'appétit, favorisent le développement du système musculaire, lui donnent de l'énergie, contribuent enfin à la conservation et au maintien de la santé[1]. »

Cependant les professions qui exigent de grands efforts ou de grandes fatigues corporelles ont aussi leurs inconvénients. Le travail physique exagéré peut affaiblir le corps par l'excès des sueurs et produire aussi la courbature et l'amaigrissement. Les animaux surmenés, les bœufs à qui l'on fait faire de longues marches pendant les fortes chaleurs, contractent des affections très-analogues au charbon. Les individus épuisés par des fatigues excessives sont prédisposés aux gangrènes, aux altérations du sang, au scorbut, à la fièvre typhoïde. Le travail trop énergique, exigeant de grands efforts, provoque les hernies (fréquentes chez les bouchers, les porteurs, les maçons, les charpentiers), et les maladies du cœur (fréquentes chez les frotteurs de profession). Les grands efforts produisent aussi l'emphysème ou respiration courte et l'apoplexie cérébrale.

Parmi les professions manuelles, c'est l'agriculture qui est le plus favorable à la durée de la vie. C'est dans les campagnes qu'on trouve les plus nombreux exemples de longévité, et l'on vit plus vieux dans les départements agricoles que dans les départements manufacturiers.

Le travail des manufactures a souvent les inconvénients

1. Becquerel, *Traité d'Hygiène.*

des travaux exclusivement intellectuels, c'est-à-dire l'inaction corporelle et la respiration d'un air soit confiné, soit vicié par des émanations nuisibles.

Les attitudes vicieuses, jointes à l'immobilité, en augmentent les dangers; c'est ce qu'on voit chez les tailleurs, qui meurent très-souvent poitrinaires, et chez les cordonniers, chez lesquels la pression de la forme sur la poitrine détermine un enfoncement du thorax très-nettement circonscrit[1].

Tous les ouvriers obligés à un travail sédentaire doivent combattre par un exercice convenable les inconvénients de l'inaction. « Nos ancêtres, dit Fodéré[2], avaient compensé par des jeux et des exercices de gymnastique établis en plein air les privations auxquelles les artisans sont assujettis par les travaux de la semaine; ils avaient les jeux de boule, de mail, de ballon, de paume et autres, qui produisaient une grosse joie, en même temps qu'ils dégourdissaient tous les organes. On ne peut que considérer comme très-insalubres les jeux de cartes et autres jeux sédentaires qui, depuis la révolution, ont remplacé les jeux d'exercice; et ce changement mérite toute l'attention des gouvernements, tant pour l'amélioration de la santé publique que pour celle des mœurs. »

Aujourd'hui les travaux intellectuels et industriels ont pris une telle prédominance, qu'il est devenu nécessaire de réagir contre la tendance qui fait abandonner de toutes parts la culture de l'homme physique. Ce sera l'objet de la leçon suivante.

1. Becquerel, *Traité d'Hygiène*.
2. *Dictionnaire des Sciences médicales*, tome XXV.

SIXIÈME LEÇON.

Exercice et Repos. — Gymnastique. — Exercices spéciaux : natation, équitation, escrime, danse.

Exercice et Repos. — La plupart des professions dites manuelles exigent un travail physique suffisant pour ne pas nécessiter d'exercice supplémentaire ; mais il n'en est pas de même pour les professions intellectuelles. Or, pour les travaux de l'esprit comme pour ceux du corps, il est une règle hygiénique qu'on ne saurait enfreindre longtemps sans danger : c'est que le repos est nécessaire dès que la fatigue arrive. Il y a ce singulier balancement entre les exercices du corps et ceux de l'esprit, que les uns reposent des autres, et que par conséquent ils doivent être alternés à des intervalles assez rapprochés.

Les personnes de tout âge qui ont une vie trop sédentaire doivent, dans les heures et les jours de repos, entretenir leurs forces physiques par des exercices musculaires, bien préférables à la vie d'estaminet, qui est si profondément entrée dans les habitudes des villes, et qui menace d'envahir même les campagnes. On ne saurait trop blâmer ces habitudes désœuvrées et malsaines, ces longues heures perdues à des distractions dégradantes au milieu d'une atmosphère enfumée, cette vie de paresse et d'abrutissement aussi nuisible à la santé du corps qu'à celle de l'esprit. A ces distractions énervantes on doit préférer des distractions salutaires, telles que des promenades au grand air, de longues marches, des jeux énergiques comme le jeu de paume, et enfin tous les exercices gymnastiques.

Gymnastique. — La *gymnastique* était déjà pratiquée en Chine sous le règne de Hoang-ti, 2698 ans avant l'ère chrétienne. Elle était en grande estime chez les peuples anciens, surtout chez les Grecs et les Romains. Il existait une grande variété dans les jeux antiques, se rattachant tous au développement du corps; il y avait les jeux olympiques, pythiques, ceux de la lutte et du pugilat, du ceste, etc. Au moyen âge, ces exercices furent remplacés par l'escrime, le maniement de la lance, les joutes, les tournois, etc. Plus tard, l'invention de la poudre fit négliger ces amusements plus ou moins guerriers; mais la gymnastique fut remise en vigueur vers la fin du dernier siècle.

On peut dire que l'Allemagne et la Suisse sont le berceau de la gymnastique moderne. Dans le dernier quart du dix-huitième siècle, Pestalozzi, le premier en Europe, fit concourir la gymnastique à l'éducation de la jeunesse dans son institution d'Yverdun, en Suisse. Les professeurs de gymnastique les plus célèbres du commencement de ce siècle furent, en France, Clias et Amoros. Tous deux étaient élèves de Pestalozzi, et ils sont considérés comme les maîtres de l'école française. Amoros faisait surtout de la gymnastique athlétique, c'est-à-dire destinée à former des athlètes. Cette gymnastique se compose d'exercices violents et périlleux : c'est celle que l'on enseigne à l'armée en général, et notamment aux soldats du génie et aux sapeurs-pompiers. Clias, au contraire, fit surtout de la gymnastique pédagogique, c'est-à-dire destinée à l'éducation de la jeunesse. Sa méthode, beaucoup plus simple, ne nécessitait qu'un petit nombre d'instruments; elle fut adoptée pour les écoles primaires de la ville de Paris, où jusqu'à un âge très-avancé il se voua à l'éducation physique de l'enfance. L'enseignement de Clias dans les écoles communales cessa vers 1833; et de cette époque jusqu'en 1846 il n'en fut plus question dans les établissements scolaires, si ce n'est exceptionnellement.

Mais c'est à Triat surtout, d'après M. le docteur Dally[1], qu'on doit en France le véritable modèle d'un gymnase.

1. *Sur la nécessité de l'éducation physique et sur l'organisation des gymnases municipaux hydrothérapiques;* Paris, 1871.

« Triat, ancien athlète, ancien *Hercule,* ancien modèle, réalisait à Liége d'abord, puis à Juilly, à Bruxelles ensuite, et à Paris en 1846, le système de gymnastique le plus voisin de la vérité, et construisait le gymnase le mieux approprié à nos usages, à nos besoins. » Triat eut de plus le mérite d'introduire l'usage de l'hydrothérapie dans les exercices gymnastiques, c'est-à-dire l'emploi de la douche d'eau froide sur le corps en sueur après les exercices.

Avec l'apparition de Triat, l'idée de la gymnastique reparaît dans l'instruction publique. De 1846 à 1871, divers décrets ministériels réglèrent l'introduction et l'application de la gymnastique dans les lycées, les colléges, les écoles normales et les écoles primaires; elle y est enseignée conformément aux programmes adoptés, dans la mesure indiquée pour chaque élève par le médecin de l'établissement. Dans ces programmes, qui peuvent servir aux adultes, les exercices sont sagement gradués. La progression en est mesurée, méthodique et réellement proportionnée à l'âge et à la force des individus. On a exclu pour le jeune âge les exercices qui nécessitent un grand déploiement de force. On insiste particulièrement, pour les très-jeunes enfants, sur les mouvements élémentaires simples et compliqués, avec ou sans haltères. Les manœuvres aux agrès du portique ont été sévèrement limitées pour les premières années, et plus largement dispensées aux élèves qui atteignent la quinzième ou seizième année. Il est nécessaire que tous les mouvements d'ensemble soient rhythmés, et que les élèves soient astreints à compter à haute voix les divers temps qui les composent. Ces exercices peuvent même être accompagnés de chants appropriés, tels que les chants gymnastiques d'Amoros ou ceux de M. Laisné.

Les instants les plus propices aux exercices gymnastiques sont le matin et l'après-midi, c'est-à-dire une heure avant ou deux heures après le repas du milieu de la journée.

La gymnastique est utile même dans les campagnes. Au

village, les jeunes gens ont l'air et l'espace qui leur manquent dans les villes; mais les jeux gymnastiques remplacent d'une manière heureuse le vagabondage dans les rues ou sur les places, le maraudage dans les champs ou la destruction des nids d'oiseaux dans les bois. La gymnastique est d'ailleurs excellente pour corriger l'attitude embarrassée et lourde d'un grand nombre de conscrits des communes rurales, et pour fortifier les enfants épuisés par le travail prématuré dans les manufactures. Enfin, elle donne à tous, enfants et adultes, le courage, l'adresse, la force, qui permettent de porter rapidement secours aux personnes en danger, dans les cas d'incendies, d'inondations, d'accidents graves.

D'ailleurs, la gymnastique fortifie le corps, l'endurcit à la fatigue et aux privations, et améliore physiquement toute une nation. L'attention publique a spécialement été rappelée sur ce sujet à la suite des effrayantes catastrophes que nous avons subies.

« Après avoir épuisé la plupart des causes que nous aimons à imaginer pour expliquer nos défaites, les Français se sont pris à réfléchir et à trouver des motifs qui, à tort ou à raison, n'avaient pas, jusqu'à ce jour, figuré en ligne de compte. Le singulier succès des Allemands tenait en partie à leur résistance à la fatigue, à la rapidité de leur marche, à leur vigilance individuelle, c'est-à-dire à un ensemble de qualités dans lesquelles nous excellions autrefois, et dans lesquelles il semble que les Allemands, dont la lourdeur et la roideur étaient proverbiales, nous surpassent aujourd'hui. Enfin, beaucoup de Français ont vécu pendant des mois au milieu des soldats vainqueurs, et ils ont pu observer que la pratique des exercices du corps, militairement commandés, ne s'était pas relâchée dans les garnisons, et contribuait singulièrement à entretenir la vigueur, l'énergie, la force musculaire des soldats.

« Nos ennemis eux-mêmes, au sein de leur triomphe, considèrent la gymnastique comme l'un des facteurs les plus puissants de leur victoire, et dans un arrêté pris en Prusse au sujet de la gymnastique, en date du 6 juillet 1871, il est dit textuellement : « Les qualités extraordinaires dont notre armée a fait preuve pendant la dernière guerre, sa vigueur infatigable dans la marche, l'agilité avec laquelle, en pays ennemi, elle surmontait tous les obstacles naturels et artificiels, son courage et son sang-froid dans le combat, sa constance à supporter privations et souffrances, doivent être attribués en grande partie à l'instruction gymnastique des soldats, dans les écoles d'abord, ensuite au régiment... »

« Enfin, il suffit de parcourir quelques-unes des relations anglaises ou suisses de la campagne de 1870 pour ne conserver aucun doute sur l'influence puissante qu'a eue l'usage soutenu des exercices du corps sur la lamentable issue de la guerre[1]. »

En Allemagne, en effet, la gymnastique est cultivée d'une façon toute spéciale. C'est en Prusse qu'elle a reçu les plus grands développements officiels, puisque la ville de Berlin a consacré près de 500,000 francs à un gymnase municipal. Mais on peut dire que toute l'Allemagne du Nord est à peu près, à cet égard, au même niveau : car il n'y a pas une ville, pas une école, pas une commune, qui n'ait son gymnase, et pas un jeune homme qui ne le fréquente jusqu'à un âge avancé de la virilité, quand ce n'est pas toute la vie. Cologne, Leipsick, Dresde, Stuttgart, Carlsruhe, Brême, Hambourg, toutes les villes enfin, ont plusieurs établissements publics municipaux, où la gymnastique est cultivée avec zèle. A Brême, ce sont les professeurs de sciences et de lettres qui, à la Burgeschule, donnent, entre deux classes, un cours d'exercices, et il faut noter d'ailleurs que pas un des professeurs de n'importe quel enseignement n'a échappé, dans le cours de ses études professionnelles, à l'entraînement gymnastique. En Allemagne, d'ailleurs, les profes-

1. Docteur Dally, *ouvrage déjà cité.*

seurs les plus distingués, médecins, botanistes, physiciens, se mêlent activement à l'éducation physique, comme autrefois les philosophes grecs et romains se livraient aux exercices du corps, qu'ils encourageaient par leurs préceptes et par leur exemple. L'Autriche, à l'imitation de l'Allemagne du Nord, vient de préconiser la gymnastique obligatoire, et si deux cantons seulement de la Suisse l'ont introduite dans les écoles, elle existe dans l'armée, et plus encore peut-être dans les mœurs, ce qui, en définitive, est le mieux. Il n'est pas une petite ville suisse ou belge qui n'ait son club-gymnastique, qui remplace, avec profit pour tous, les séances de nos clubs politiques ou nos bals publics et nos guinguettes.

Quant à la nature des exercices gymnastiques, ils varient suivant le but qu'on se propose, et il y a une différence à faire entre la gymnastique militaire, consistant en exercices périlleux, et la gymnastique civile, qui doit exclure ces exercices et se borner à ceux qui développent régulièrement les forces et l'harmonie des mouvements. « Car, dit encore M. Dally, sauf le cas spécial des pompiers, la gymnastique n'a d'autre but que la conservation de la santé, la culture musculaire, l'entretien des fonctions de la peau, le développement des organes respiratoires, et, à l'égard des classes intellectuelles, le maintien d'un certain équilibre entre l'appareil cérébral et l'appareil locomoteur, vasculaire, glandulaire, etc... La gymnastique se compose essentiellement de mouvements du corps conformes à leurs usages physiologiques, exécutés avec ou sans poids dans les mains, suivant une certaine cadence plus ou moins rapide : la natation en donne l'idée la plus vraie.... La gymnastique, sans instrument, peut produire la plupart de ses effets utiles, et il ne faut pas perdre de vue que les mouvements du corps lui profitent bien plus par leur continuité que par leur intensité.... Vous n'obtiendrez de la gymnastique des résultats considérables que si vous lui consacrez au moins une heure par jour.

« Enfin, partout où la chose est possible, on devrait associer l'hydrothérapie à la gymnastique, ainsi qu'elle est associée dans les deux grands établissements de Paris, celui de Triat et celui de Paz.... Partout où l'on peut avoir de l'eau à une pression de 4 à 8 mètres, il faut établir un réservoir et un conduit; après l'exercice, une douche froide d'une minute produit les plus heureux résultats, et il est regrettable que les établissements d'instruction en soient tous dépourvus, malgré les efforts de M. Louis Fleury, qui poursuit depuis vingt ans cette réforme réalisée en Angleterre et en Belgique.... Sous l'influence de cette ablution quotidienne, on voit bientôt la peau s'animer, se colorer par l'essor remarquable de la circulation capillaire. Un sang vif et vermeil vient vivifier cette vaste surface où s'accomplissent des phénomènes si importants de la vie végétative. L'activité fonctionnelle de l'enveloppe cutanée et la régularisation de la circulation entraînent comme conséquences inévitables une assimilation plus complète, une meilleure nutrition : donc une digestion plus facile et une appétence plus prononcée. Il suffit d'une quinzaine de jours pour voir cette métamorphose s'opérer, surtout chez les sujets pâles, passablement bien portants du reste, mais chez lesquels la peau, privée de stimulation convenable, se trouve dans un état d'inertie perpétuelle. »

Comme complément de la gymnastique, nous devons mentionner l'escrime et l'équitation.

Équitation. — L'équitation date de la plus haute antiquité. Les étriers, inconnus aux anciens, ont l'avantage de diviser la secousse produite par le trot du cheval et d'en faire supporter la plus grande partie aux pieds et aux membres inférieurs.

L'exercice pris à cheval se distingue des autres genres d'exercice en ce qu'il n'accélère pas la circulation et ne rend pas le pouls fréquent, comme le font la marche, la course, la danse, l'escrime. Les promenades à cheval stimulent l'appétit, favorisent la digestion, raniment les forces chez les individus faibles, délicats, lymphatiques, et hâtent la convalescence à la suite d'une longue maladie.

Pourtant, l'équitation n'est pas exempte d'inconvénients. Ainsi, le trot du cheval communique au cavalier une série d'ébranlements qui peuvent être nuisibles aux individus atteints de maladies chroniques de l'abdomen, des poumons ou du cœur. Le trot dit *à l'anglaise,* qui consiste à se dresser sur les étriers à chaque secousse, n'est guère moins fatigant. Le galop secoue moins; mais sa rapidité peut produire de la gêne dans la respiration, l'accélération du pouls, et quelquefois même une sueur abondante. Enfin, les gens qui, par goût ou par état, passent à cheval la plus grande partie de leur vie, comme les sportmen, les officiers de cavalerie, sont exposés à engraisser considérablement, à avoir surtout le ventre fort gros, et à être atteints particulièrement de hernies et de varices des membres inférieurs. Les hernies apparaissent principalement quand le cavalier, ne portant pas de bretelles, serre assez fortement la ceinture de son pantalon : le ventre est comprimé entre le cheval et la ceinture, et les intestins finissent par s'échapper. Les varices et les autres maladies proviennent de la difficulté et de la lenteur de la circulation du sang dans les membres inférieurs pendant l'équitation, qui laisse les jambes au repos.

Escrime. — « Telle qu'elle fut importée d'Italie au milieu du seizième siècle par les maîtres italiens, l'escrime, dit le docteur Beaugrand, se composait d'attitudes et d'évolutions diverses, variées à l'infini. Les deux adversaires tournaient autour l'un de l'autre, s'avançaient, reculaient, se repliaient, sautaient de côté, multipliant les feintes et les parades[1]. » Quoique depuis lors l'escrime ait été beau-

1. Becquerel, *Traité d'Hygiène*, annoté par le docteur Beaugrand.

coup simplifiée, elle met encore en jeu le corps tout entier. Elle est fort utile « pour donner de la souplesse et de l'aplomb, de la grâce et de l'assurance, de la justesse dans le coup d'œil, de la fermeté dans les mouvements du poignet, de la force dans le membre supérieur, pour développer la poitrine par l'*effacement, etc.*[1]. » Le bras et la cuisse du côté exercé (le côté droit ordinairement) finissent, chez les maîtres d'armes, par l'emporter en volume sur les membres du côté opposé. Ce développement exagéré du membre exercé a été utilisé chez les gens qui ont une épaule plus forte ou plus haute que l'autre, et qu'on redresse très-bien en exerçant par l'escrime le côté faible. Il est bon d'ailleurs d'exercer alternativement les deux côtés, afin de répartir la force et l'adresse entre les deux membres supérieurs, ce que l'on néglige trop souvent.

Danse. — La danse est encore un exercice qui peut offrir des avantages utiles à connaître. C'est un mouvement complexe, composé de la course, de la marche et du saut. Elle a été, dit le docteur Becquerel, en usage chez tous les peuples depuis l'antiquité jusqu'à nos jours, et le rôle qu'elle a été appelée à jouer a diminué successivement d'importance à mesure que la civilisation s'est perfectionnée. On distinguait autrefois trois sortes de danses : 1° la danse religieuse; elle était grave, sérieuse et faisait partie des cérémonies religieuses; 2° la danse guerrière ou pyrrhique; 3° la danse simple; cette dernière était destinée à exprimer le plaisir et la gaieté. De nos jours, les deux premières sont reléguées au théâtre, et la troisième seule est exécutée dans les salons, pendant les réunions de l'hiver, ou dans les fêtes champêtres, pendant l'été.

La danse actuelle comprend deux exercices différents : 1° la danse simple qui n'est qu'une marche cadencée; 2° la valse et tous ses dérivés. Cette dernière est véritablement

1. Becquerel, *Traité d'Hygiène*.

une danse composée de course et de sauts exécutés rhythmiquement et par une série de mouvements de rotation. La valse est une danse qui ne s'est jamais généralisée et ne se généralisera pas, attendu qu'elle cause chez un grand nombre de personnes de la céphalalgie, des vertiges, des nausées, des vomissements, et parfois des syncopes plus ou moins complètes.

La danse faisait autrefois partie de toute éducation un peu soignée; dès l'enfance, on donnait ainsi aux individus la taille souple et le maintien élégant. La danse a d'ailleurs l'avantage de déguiser sous l'attrait du plaisir un travail musculaire qu'on peut imposer de la sorte très-facilement aux personnes les plus nonchalantes. C'est un bon exercice pour les jeunes gens et les jeunes filles. La danse développe le système musculaire, exerce tout le corps d'une façon rhythmique au bruit des instruments, et lui donne, comme l'escrime, des attitudes gracieuses et dégagées qui importent non-seulement à l'élégance du maintien, mais aussi au libre jeu de toutes les fonctions. En effet, les attitudes vicieuses gênent et compriment tous les organes, comme le cœur, les poumons, l'estomac, l'intestin, etc.

Ce qui nuit quelquefois aux bons effets de la danse, c'est le milieu où on l'exerce, c'est-à-dire l'air confiné des appartements et des salles où l'on s'entasse pour danser. Mais en plein air la danse recouvre tous ses avantages. Après deux ans de traversée, l'équipage du capitaine Cook était en proie à la nostalgie et semblait près de mourir du mal du pays. Le médecin du bord fit danser les matelots : ils guérirent, et après trois ans d'une navigation non interrompue, Cook ramena tout son équipage : il n'avait pas perdu un seul de ses marins.

Natation et bains froids. — La natation, comme tous les exercices du corps, était en grand honneur dans l'antiquité, chez les Égyptiens, chez les Grecs, chez les Romains. D'après Hérodote, le Macédonien Scyllia, qui vivait sous Artaxerxès

Memnon, faisait huit stades au sein de la mer pour annoncer aux Grecs le naufrage de leurs vaisseaux. Dès longtemps on vante les habiles nageurs des îles de l'archipel, et Tournefort assure qu'un usage des Lemniens défend à leurs jeunes gens de se marier s'ils ne savent plonger à huit brasses de profondeur. Chez les Romains, on disait d'un homme ignorant: « il ne sait ni lire ni nager. » Les anciens Francs avaient une réputation spéciale comme nageurs, ainsi que le témoigne Sidoine Apollinaire. Les peuples qui habitent les bords de la mer excellent en général dans l'art de nager; on cite les nègres parmi les meilleurs nageurs.

La natation exige un déploiement de force assez considérable. Le corps de l'homme, plus pesant que l'eau, tend à aller au fond : de là, la nécessité d'un effort énergique pour lutter contre cette tendance naturelle. Le corps a d'ailleurs d'autant plus de tendance à enfoncer, que l'on est plus maigre. Les gens gras surnagent plus facilement. Thévenot dit même avoir vu à Naples un homme si chargé de graisse, qu'il se promenait dans la mer sans se mouiller plus haut que la ceinture, malgré ses efforts pour enfoncer.

On peut d'ailleurs se rendre plus léger en remplissant, par la respiration, ses poumons de beaucoup d'air. C'est encore un des moyens qu'emploient les plongeurs pour pouvoir rester plus longtemps sous l'eau et pour remonter plus facilement à la surface.

Le besoin de respirer ne permet pas aux plongeurs de rester longtemps sous l'eau. Halley prétend qu'un nageur ne peut rester plus de deux minutes dans l'eau sans être suffoqué, et qu'il a même besoin, pour y rester aussi longtemps, d'être très-exercé dans son art. Des voyageurs assurent avoir vu des plongeurs rester un quart d'heure et même une demi-heure au fond de l'eau; mais cette assertion est bien difficile à croire, quelque artifice qu'aient employé les plongeurs. Pline dit que les plongeurs plaçaient dans leur bouche, comme réserve d'air, une éponge imbibée d'huile, et c'est ce que font encore les nègres et les plongeurs de la Méditerranée. Mais l'éponge contient une quantité d'air bien minime. Une vessie pleine d'air n'offre guère de plus grands avantages. Aussi, pour la pêche des éponges, des coraux, des huîtres perlières, on emploie aujourd'hui des plongeurs à qui l'on envoie, à l'aide d'un tuyau adapté à un costume spécial (*scaphandre*), la quantité d'air nécessaire à leur respiration.

Ce n'est pas ici le lieu de faire un cours complet de natation. Nous dirons seulement que le grand précepte de l'art de nager, c'est de ne pas précipiter ses mouvements. Il faut exécuter tous les mouvements dans leur plus grande étendue, bien allonger les bras, et leur faire décrire un circuit aussi étendu que possible avant de les ramener sous la poitrine, bien allonger les jambes avant de les replier, et les replier le plus complétement possible. On doit maintenir les doigts bien serrés, de façon à ce que la main étendue sur l'eau forme un point d'appui solide pour soutenir le corps. Il faut d'ailleurs maintenir les mains dans l'eau et non pas à la surface, afin d'avoir plus de force et moins de fatigue, et de pouvoir nager plus vite sans plus d'effort. Quant aux jambes, lorsqu'on les allonge, on doit les détendre brusquement, énergiquement, comme un ressort, la pointe du pied bien tournée en dehors, de façon à ce que la plante du pied frappe l'eau bien perpendiculairement, en prenant sur elle un point d'appui résistant qui chasse le corps en avant.

Dans la manière de nager la plus ordinaire, le corps est étendu sur le ventre, la tête placée au-dessus de l'eau, et les pieds plongent à une profondeur variable. La détente simultanée des quatre membres, préalablement fléchis, produit un mouvement moyen qui porte le corps en haut et en avant. Les mains rapprochées perpendiculairement fendent le liquide, tandis que les jambes écartées poussent le corps en avant. Puis, dans le temps où les jambes se replient pour recommencer le mouvement, les mains s'écartent, se posent à plat, et décrivent un grand cercle au moyen duquel elles soutiennent le corps et surtout la tête au-dessus de l'eau pendant que les jambes se replient; et à la fin du mouvement les mains reviennent se placer de champ et juxtaposées au-dessous du menton. Puis la même série de mouvements recommence.

Lorsqu'on veut nager debout sans le secours des bras, on écarte les jambes le plus possible et on marche dans cette position en faisant exécuter aux jambes le même mouvement que pour monter un escalier; ou, si la force de pesanteur entraîne le corps sous l'eau, on plie les jambes et on marche à genoux.

On peut aussi changer ses attitudes dans l'eau, nager sur le dos, rester immobile dans cette position (faire la planche), nager accroupi, faire divers exercices, plonger, traverser des cerceaux, etc. Mais nous n'avons pas à décrire tous ces exercices, qu'on peut varier à l'infini.

La natation est un exercice gymnastique qui donne de l'élasticité et de la force aux muscles. La lutte avec l'eau fortifie les bras et les jambes, et à ce point de vue on doit la recommander pour les enfants. Il ne faut pas oublier que l'habitude d'exercer le corps influe sur le moral : cela donne de la confiance en soi. D'ailleurs, il est beaucoup de circonstances où l'on doit à la natation le salut de la vie. Sans parler des naufragés, il est telle circonstance, comme une promenade en bateau, une chute accidentelle dans une pièce d'eau, où l'on peut périr faute de savoir nager. On peut d'ailleurs rendre de grands services à ses semblables, et les nombreux actes de sauvetage accomplis par de bons nageurs sont là pour en donner la preuve.

Tout le monde sait qu'il ne faut pas se mettre à l'eau immédiatement après avoir mangé; il est bon d'attendre environ deux à trois heures après le repas. Il faut également, quand le corps est en sueur, attendre que la peau soit sèche pour se baigner. En outre, il est bon de plonger d'un seul coup le corps tout entier dans l'eau, parce qu'alors il n'y a pas à craindre que le sang monte à la tête.

La saison des bains froids est surtout l'été. Pourtant, avec de l'habitude, on peut les continuer jusque dans la saison froide; mais il faut alors les prendre d'autant plus courts que la température est plus basse. Dans ce cas, les bains agissent par réaction. Les bains de mer, lorsqu'on peut s'y rendre, sont très-fortifiants, mais aussi très-excitants. On doit toujours les prendre beaucoup plus courts que les bains d'eau douce et marcher vivement aussitôt qu'on est rhabillé, pour faire la réaction et éviter le refroidissement.

La natation convient à tous les âges et aux deux sexes. Cependant, chez certaines personnes qui ont de la peine à se réchauffer après le bain froid, il y aura des précautions à recommander : il faudra surtout prendre les bains très-courts, et quelquefois même s'en abstenir. Le docteur Decaisne résume ainsi les conseils qu'il donne à ce sujet : « Si le bain froid occasionne le frisson, la perte de l'appétit, des lassitudes, des douleurs, soit dans les intestins, soit dans tout autre viscère, la prostration des forces ou de violents maux de tête, il faut sur-le-champ s'en interdire l'usage. »

Un autre danger des bains froids, et dont chaque année ramène de trop nombreux exemples, c'est l'asphyxie par submersion. On peut cependant rappeler à la vie les noyés en leur donnant immédiatement des soins intelligents qu'il n'est pas inutile d'indiquer, car ils sont encore peu connus.

On doit placer le noyé au grand air, couché sur le côté droit, la tête un peu plus élevée que le reste du corps. On débarrasse la bouche et la gorge de l'écume qui les obstrue, tant au moyen des doigts entourés d'un linge qu'en retournant un peu le corps sur le ventre. On doit aussi attirer la langue hors de la bouche, si elle gêne le passage de l'air en se rejetant dans le fond du gosier. Puis, comme l'asphyxie provient du manque d'air, il faut immédiatement faire pénétrer l'air dans les poumons. Pour cela, on propose souvent d'élever et d'abaisser alternativement les bras de l'asphyxié. Cette manœuvre est absolument insuffisante, et l'on doit lui préférer de beaucoup l'insufflation pulmonaire, qu'on pratique de la manière suivante.

Si l'on a sous la main un soufflet, on en introduit le tuyau dans l'une des narines, et l'on souffle doucement; ou bien on introduit dans une des narines un tuyau quelconque (roseau, tuyau de pipe), dont le calibre soit assez large pour envoyer l'air dans les poumons. On ferme exactement les narines sur le tube en les pinçant fortement; et en même temps, au moyen de l'autre main posée à plat sur les lèvres, on s'oppose à la sortie de l'air. Puis on souffle avec la bouche par le tuyau, avec une force peu considérable, mais pourtant suffisante pour faire pénétrer l'air dans les poumons, ce qu'on reconnaît au soulèvement de la poitrine qui imite le mouvement de la respiration. Alors on retire la bouche du tube, et avec les deux mains on appuie sur la base de la poitrine (au niveau de la ceinture, des deux côtés) pour faire sortir l'air introduit dans les poumons de l'asphyxié. Puis on recommence alternativement l'insufflation et les pressions, jusqu'à ce que les battements du cœur se fassent sentir et que l'individu ait respiré spontanément.

On peut aussi, à défaut de tube, pratiquer l'insufflation de bouche à bouche, ou par les narines, en se conformant aux mêmes règles.

Il faut continuer longtemps l'insufflation pulmonaire et ne pas se décourager trop vite. On a vu des noyés, restés une demi-heure, une heure, *et même plusieurs heures* sous l'eau, ne revenir à la vie qu'après deux ou trois heures d'insufflation pulmonaire persévérante.

On peut joindre d'ailleurs à ce moyen, qui est le remède par excellence, d'autres soins accessoires qui ont leur utilité : envelopper le noyé dans des couvertures chaudes, sur lesquelles on promène un fer à repasser bien chaud, l'entourer de bouteilles d'eau chaude, lui frotter énergiquement tout le corps, en un mot provoquer le retour de la chaleur pour aider le rappel à la vie.

Il est encore beaucoup d'autres exercices du corps qui peuvent être recommandés pour les personnes de tout âge, tels que la marche, la course, le saut, les jeux de balle, de ballon, de paume, de volant, de palet, de boule, de cricket, de quilles, la lutte, la boxe française, et, plus spécialement pour les enfants, les jeux de cerceau, de sabot ou toupie, de barres, le saut à la corde, à cloche-pied, le saut-de-mouton, etc.; divers travaux manuels, tels que le labourage, le jardinage, l'action de piocher, de bêcher, de rouler une brouette, de scier ou fendre du bois, etc.; mais nous n'avons pas à insister sur tous ces exercices. Nous avons parlé des principaux et des plus utiles; on imaginera facilement les autres, et on se souviendra toujours que l'exercice, pour produire tout son effet, doit être suffisant sans aller jusqu'à l'excès, et doit toujours être pris au grand air.

FIN

TABLE ALPHABÉTIQUE DES MATIÈRES.

www.ingramcontent.com/pod-product-compliance
Ingram Content Group UK Ltd.
Pitfield, Milton Keynes, MK11 3LW, UK
UKHW020117240726
13926UKWH00011B/1656

9 782014 453133